Elsie Antonieta Saavedra Alvarado
Carlos Julio Saavedra Alvarado
Maddelyn Teresa Cotto Aguilar

Plan de intervención para evitar el riesgo laboral

Elsie Antonieta Saavedra Alvarado
Carlos Julio Saavedra Alvarado
Maddelyn Teresa Cotto Aguilar

Plan de intervención para evitar el riesgo laboral

Área de esterilización hospitalaria

Editorial Académica Española

Imprint

Any brand names and product names mentioned in this book are subject to trademark, brand or patent protection and are trademarks or registered trademarks of their respective holders. The use of brand names, product names, common names, trade names, product descriptions etc. even without a particular marking in this work is in no way to be construed to mean that such names may be regarded as unrestricted in respect of trademark and brand protection legislation and could thus be used by anyone.

Cover image: www.ingimage.com

Publisher:
Editorial Académica Española
is a trademark of
Dodo Books Indian Ocean Ltd. and OmniScriptum S.R.L publishing group

120 High Road, East Finchley, London, N2 9ED, United Kingdom
Str. Armeneasca 28/1, office 1, Chisinau MD-2012, Republic of Moldova, Europe
Managing Directors: Ieva Konstantinova, Victoria Ursu
info@omniscriptum.com

Printed at: see last page
ISBN: 978-620-0-03340-6

Plan de intervención para evitar el riesgo laboral en el área de esterilización.

AUTORES:

Lic. Saavedra Alvarado Elsie Antonieta, Mgs.

Lic. Saavedra Alvarado Carlos Julio, Mgs.

Lic. Cotto Aguilar Maddelyn Teresa, Mgs.

AGRADECIMIENTO

iii

A JEHOVÁ DIOS TODOPODEROSO por ser el objetivo trascendental de nuestro camino quien nos permitió seguir adelante luchando en busca de nuestro progreso, con humildad, sencillez y dedicatoria para así lograr cada objetivo.

A PADRES y HERMANOS por su agudeza y apoyo incondicional para culminar esta etapa de vida profesional.

Autores

CAPITULO II - MARCO METODOLOGICO

ÍNDICE DE GRÁFICOS

ÍNDICE DE TABLAS

RESUMEN EJECUTIVO.

El objetivo primordial del presente trabajo investigativo es la propuesta de un Plan de Intervención para evitar el riesgo laboral en el área de esterilización en El Hospital General Dr. Liborio Panchana Sotomayor, Cantón Santa Elena, Provincia Santa Elena

Antes de ejecutar el diseño de la propuesta planteada, se hizo un análisis de los componentes que conforman las estrategias para evitar los riesgos laborales, para tener bases teóricas y lograr cumplir a cabalidad con el objetivo propuesto.

La fuente primordial de información son las entrevistas que se realizaron a los involucrados con el proceso como son; Enfermeras/os, quienes manifestaron la necesidad de mejorar y evitar los riesgos laborales, además las encuestas realizadas que fueron de máximo aporte, debido a que contribuyeron a verificar la idea a defender del presente trabajo.

El progreso de esta investigación se basa bibliográficamente mediante teorías científicamente comprobadas, que guiaron la estructura del plan de intervención para evitar el riesgo laboral en el área de esterilización.

Últimamente se constituyó la propuesta con base del diseño de un plan de intervención, que se basa en tres elementos, los cuales permitirán: 1. Diseño y sistematización de un plan de capacitación, 2. Plan de salud laboral y prevención de riesgos, 3. Cronograma de socialización de la capacitación en riesgos y medidas de prevención laboral.

Palabras claves: plan, riesgos, gestión, indicadores, salud, factores.

EXECUTIVE SUMMARY.

The primordial objective of the present investigative work is the proposal of a Plan of Intervention to avoid the labor risk in the sterilization area in The General Hospital   Dr. Liborio Panchana Sotomayor, Canton Santa Elena, and County Santa Elena.

Before executing the design of the outlined proposal, an analysis of the components was made that conform the strategies to avoid the labor risks, to have theoretical bases and to be able to fulfill to cabal dad the proposed objective.

The primordial source of information is the interviews that were carried out to those involved with the process like they are; Enfermeras/os who manifested the necessity to improve and to avoid the labor risks, also the carried out surveys that they were of maximum it contributes, because they contributed to verify the idea to defend of the present work.

The progress of this investigation is based bibliographically by means of scientifically proven theories that guided the structure of the intervention plan to avoid the labor risk in the sterilization area.

Lately the proposal was constituted in base of the design of an intervention plan that is based on three elements, which will allow: 1. I design and systematizing of a training plan, 2. Plan of labor health and prevention of risks, 3. Chronogram of socialization of the training in risks and measures of labor prevention.

Key words: plan, risks, administration, indicators, health, factors.

INTRODUCCIÓN

Antecedentes de la Investigación.

Los riesgos laborales en el área de esterilización tienen como objetivo identificar que pueden producirse con el personal de Salud, determinar los efectos negativos que ocasionan estos riesgos, realizar un plan de medidas encaminado a prevenirlos, así como que sirva a la vez de herramienta para unificar criterios de prevención.

La gran mayoría de los accidentes de trabajo son evitables, especialmente los graves y mortales; la siniestralidad laboral no es la consecuencia de una maldición bíblica ni un tributo insoslayable del trabajo, los accidentes son el resultado de la consecuencia de la inexistencia de prácticas preventivas que en su naturaleza son conocibles y aplicables, es precisamente, la falta de aplicación de tales medidas, las causas de los accidentes y otros daños a la salud de los trabajadores, según la investigación realizada por la Dra. María de Lourdes Velasco en el Hospital Carlos Andrade Marín, de la Ciudad de Quito año 2018. (Velasco, 2018)

Los Riesgos Laborales que existen en el área de Esterilización Comprende todos los procedimientos físicos, mecánicos, biológicos y preferentemente químicos, que se emplean para destruir gérmenes patógenos la cual se ejecutan maniobras críticas y semi críticas, ya que el personal corre el peligro de sufrir intoxicaciones, quemaduras, problemas pulmonares y cansancio visual, que en si el personal que labora en dicha área no tiene conocimiento del Manual de Normas y Procedimientos, del Ministerio de Salud Pública, 2020. (Salud Pública, 2020)

Además de los riesgos asociados a la propia actividad e independientes del tipo de esterilización que se lleve a cabo, como pueden ser la manipulación de cargas o los movimientos repetitivos, los diferentes procesos para conseguir Esterilidad conllevan una serie de peligros inherentes a la propia naturaleza del proceso que van desde quemaduras asociadas a las altas temperaturas hasta el carácter cancerígeno y mutágeno de algunos de los agentes esterilizantes químicos según lo manifiesta Castro Sabio, Alfonso Psicólogo. Unidad Periférica de Prevención de Riesgos Laborales/Servicio de Medicina Preventiva / Complejo Hospitalario Universitario Juan Canalejo, España 2017. (Castro, 2017)

Para la (NIOSH) Publicación No. 2000-108 Noviembre 2007. "El Riesgo laboral en esterilización; Pueden ser infecciones agudas y crónicas, reacciones alérgicas y tóxicas causadas por agentes biológicos y sus derivados, evidenciando la necesidad de fundamentar un Manual de Normas y Procedimientos en riesgos laborales en la central de esterilización." (NIOSH, 2007)

Según Martha Rodríguez González del Centro Internacional de Restauración Neurológica (CIREN), La Habana, Cuba (2015). La central de esterilización en un centro de salud es considerado su corazón, ya que a ésta afluyen casi todos los materiales con que se ejecutan maniobras críticas y semi críticas en la atención clínica de los pacientes y que deberán ser sometidos un proceso de limpieza, desinfección y esterilización; además es el encargado de almacenar y distribuir el material médico quirúrgico necesario y de confeccionar el material de curaciones. En la actualidad, debido al alto nivel científico alcanzado, se incrementa la realización de procedimientos complejos para lo cual se requiere de dispositivos médicos con la calidad óptima. (Rodriguez, 2015)

Planteamiento del problema.

En España, el área de Esterilización, sin duda es una de las problemáticas más relevante para los accidentes de trabajo y las enfermedades profesionales es la desinformación. La información es fundamental no como una acción finalista, sino como un medio para seguir profundizando en el conocimiento de las situaciones de nuestro entorno y en concreto en el ámbito laboral, conocimiento de las condiciones de trabajo. De igual manera, si hacemos un muestreo entre los ciudadanos de qué recursos valoran y creen prioritarios, mayoritariamente, responderán la sanidad y la información. (Patón, 2021)

En El Salvador, a principios del año 2008, se reguló jurídicamente los accidentes de trabajo y en la actualidad existen pocas instituciones que promueven la seguridad y salud ocupacional tales como: Ministerio de Trabajo y Previsión Social a través del Departamento de Salud Ocupacional, Instituto Salvadoreño del Seguro Social a través del Departamento de Salud, Ocupacional y la Fundación Industrial de Prevención de Riesgos Ocupacionales (FIPRO), evidenciando la falta de socialización de un Plan de protección en riesgos laborales en el área de esterilización de las Unidades Hospitalarias de los países centro americanos. (Escuela de Ingenieria Biomédica, 2017).

En la ciudad de Bogotá, en el Hospital Universitario San Ignacio, prestadora de servicios de salud de alta complejidad, según la actividad económica de salud se clasifica en riesgo de Tipo II, los riesgos a los que se exponen los trabajadores. Los indicadores de accidentalidad laboral en el año 2008, indican un total de 185 accidentes de los cuales 93 de tipo bilógico (50,2%) y 92 no biológicos (49,8%), debido a la ausencia de un Plan de intervención en riesgos laborales en el establecimiento, más aun en la central de esterilización para evitar daños en la salud de los trabajadores. (Ignacio, 2020)

Según la Organización Panamericana de la Salud en el año 2022, los riesgos ocupacionales a los que están expuestos los trabajadores de la salud están bien documentados y generalmente se ubican en las siguientes seis categorías básicas: Riesgos biológicos o infecciosos, Riesgos ambientales, riesgos físicos, riesgos químicos, riesgos mecánicos y riesgos psicosociales, las mismas que deben ser socializadas a todo el personal que labora en los centros de esterilización de cada Unidad Hospitalaria para hacer conciencia y evitar los accidentes laborales.

La Organización Mundial de la Salud manifiesta que el pilar de la práctica de la bioseguridad es la evaluación del riesgo. Aunque existen muchas herramientas para ayudar a evaluar el riesgo que comporta un procedimiento o un experimento determinado, el componente más importante es el juicio profesional. Las evaluaciones del riesgo deben ser efectuadas por las personas que mejor conozcan las características propias de los organismos con los que se va a trabajar, el equipo y los procedimientos que van a emplearse con el objetivo de disminuir los riesgos posibles en el ámbito laboral. (OMS, 2023)

En el Ecuador, es responsabilidad del Ministerio de Salud Pública: regular, vigilar y tomar las medidas destinadas a proteger la salud humana ante los riesgos y daños que pueden provocar las condiciones del ambiente. A través del Acuerdo Ministerial N° 001005 publicado en el Registro Oficial N° 106 de 10 de enero de 1997, se expidió el Reglamento para el Manejo Adecuado de los Desechos Infecciosos Generados en las Instituciones de Salud en el Ecuador, pero no se llevan a cabalidad las supervisiones en las Unidades

Hospitalarias para evitar los accidentes, ni se emplea un Plan de intervención de riesgos en cada una de ellas. (MSP, 2022)

En nuestra Nación, en la Provincia de Cotopaxi, en el Hospital General de Latacunga en una investigación realizada progresivamente desde el año 2009, se observó múltiples factores de riesgos en los trabajadores que laboran en la central de esterilización que pueden incidir en su bienestar e integridad, siendo indispensable para ofrecer servicios de calidad al usuario, siendo necesario que se establezca y se lleve a cabo un Plan de intervención de riesgos laborales en el área de esterilización para disminuir los riesgos que están sujetos cada personal. (Fierro, 2021)

Los establecimientos hospitalarios están enmarcados en la actividad económica de los servicios, y en él se pueden encontrar una variedad de riesgos laborales, entre los que destacan los biológicos, químicos, físicos, ergonómicos, los que pueden generar enfermedad y muerte en sus trabajadores, siendo posible regular mediante la propuesta de un plan de intervención difundiendo y promocionando a los trabajadores de las centrales de esterilización como modelo de gestión, ya que no existe plan para evitar accidentes laborales en la institución. (Aguilar, 2021)

El Ministerio de Salud Pública del Ecuador DESDE EL 2019, manifiesta que las centrales de esterilización, que funcionalmente, es la responsable de proveer los materiales clínicos-esterilizados, elemento de apoyo para la prevención de las infecciones hospitalarias, donde no existe un Plan para evitar riesgos laborales en cada central de esterilización. Con lo expuesto es necesario el seguimiento de tales actividades para evitar los accidentes laborales en el personal que se encuentra en dicha área, promoviendo un Plan de Intervención de riesgos laborales, capacitando a los trabajadores.

A nivel nacional, la situación de trabajo, suma de actividad humana y de tecnología, puede ocasionar alteraciones ambientales que generen situaciones de riesgo, que se definen como situaciones de trabajo no controladas, en las que se pueden producir fenómenos no previstos al planificar el proceso de trabajo, tales como errores, incidentes, averías, defectos de producción, accidentes de trabajo y enfermedades profesionales, es necesaria la Elaboración de un Plan de Intervención en riesgos laborales para intensificar en la enseñanza al personal de salud sobre los riesgos que están involucrados y evitar posibles daños a la integridad personal.

El Hospital General Dr. Liborio Panchana Sotomayor, es la unidad de mayor complejidad de la red de servicios de salud de la Provincia de Santa Elena, regida por políticas y normas dictaminadas por el Ministerio de Salud Pública del Ecuador, sobre la base de los principios de solidaridad, universalidad y equidad, para brindar atención médica integral, ética, actualizada y especializada, mediante la utilización de tecnología de punta y capacitación continua en beneficio de la calidad de atención y la satisfacción de las necesidades de sus usuarios, cabe resaltar que dichas capacitaciones deben ser priorizadas a áreas de mayor riesgo laboral, como lo es la Central de Esterilización la misma que cuenta con nueve Auxiliares de Enfermería (no cuenta con profesionales en Enfermería), para que sea la guía de las capacitación y así orientar al personal sobre los riesgos laborales.

Es un hospital de segundo nivel atiende problemas de salud de todas las especialidades médicas, es una unidad de referencia provincial, la misma que promueve la educación, información, comunicación para la comunidad general de la ciudad y la provincia de Santa Elena, el área de esterilización es donde existe mayor riesgo laboral.

Su visión es ser un hospital líder en la atención de salud a nivel nacional, con autonomía económica y administrativa, enmarcado en los principios legales del Ministerio de Salud Pública del Ecuador, con un modelo de organización dentro del Sistema de Salud, que preste asistencia integral y especializada. Que busca lograr excelencia en sus servicios para satisfacer y superar las necesidades y expectativas del cliente.

La central de esterilización en una unidad hospitalaria es considerado como el corazón del hospital, Los riesgos laborales que existen en el área de esterilización comprende todos los procedimientos físicos, mecánicos, biológicos y preferentemente químicos, que se emplean para destruir gérmenes patógenos la cual se ejecutan maniobras críticas (instrumental u objeto que se introducen directamente al torrente sanguíneo, ej.: instrumental quirúrgico, implantes etc.) y semi críticas (Que están en contacto con mucosas intactas del paciente, ej.: tubos endotraqueales), ya que el personal corre el peligro de sufrir intoxicaciones, quemaduras, irritación ocular, problemas pulmonares, cansancio visual, caídas, alergias, cortes, incendios, manipulación constante de material contaminado, iluminaciones, ruidos, fallas de equipos, calor, descargas eléctricas, gases esterilizantes, levantamiento de equipos instrumentales pesados.

El personal que labora en dicha área no tiene conocimiento del Manual de Normas, Procedimientos y Medidas de Bioseguridad porque el área administrativa no le ha prestado atención a dicha área para tener un personal altamente capacitado y fijo, no existe las debidas señaléticas para diferenciar las áreas contaminadas y estériles, no se les realiza capacitaciones frecuentes para su conocimiento, ya que laboran solo personal Auxiliar y no cuentan con un personal profesional a su cargo, donde se realice las supervisiones para las tomas de decisiones para evitar accidentes laborales en la central de esterilización.

La cual dicho personal no identifica los riesgos laborales a su salud que pueden producirle en el área de esterilización, se debe determinar los efectos negativos que para la salud ocasionan estos riesgos, se debe realizar un plan de intervención encaminados a prevenirlos a la vez como herramientas que se deben adoptar a las normas y recomendaciones de seguridad para que el personal obtenga las protecciones correspondiente.

Por lo que es necesario que el área administrativa identifique los riesgos laborales del área de esterilización, que cuenta con un personal deficiente e insuficiente con procedimientos inadecuados para realizar las tareas propias la identificación de riesgos laborales permite estimar la magnitud de aquellos riesgos que se encuentran en determinado proceso laboral y en base a los mismos establecer medidas preventivas con el objetivo de minimizarlos o eliminarlos, siendo necesaria la planificación de la prevención, adaptando las medidas de control del riesgo a cada puesto de trabajo, a cada función que el trabajador desempeña, e incluso a las condiciones físicas y biológicas de cada personas bajo el modelo de un plan de intervención en el área de esterilización

Es parte de todo proceso gerencial administrativo las supervisiones y monitoreo, indicadores de calidad para realizar el análisis de los peligros existentes para evitar los riesgos laborales a lo que está expuesto el personal que labora en el área de esterilización del Hospital General Dr. Liborio Panchana Sotomayor, ya que no se posee un Plan de Intervención de riesgos laborales.

A nivel Gerencial y Administrativo se debe manejar los estándares y protocolos el cual orientara a solucionar "problemas de desempeño". En tal sentido la fuente original de información es la Evaluación de desempeño que debe realizarse periódicamente en el servicio, así como también, los estudios de diagnósticos de necesidades, dirigidos a identificar y determinar cuáles son factibles de solución a través de un Plan de Intervención en área de esterilización.

Se puede determinar, que si el conocimiento es el elemento más importante que posee la persona, para desarrollar la percepción de riesgo, necesaria para proteger la salud, condición de la que no están exentos los trabajadores del área de esterilización, que deben precisar e incorporar a sus prácticas diarias, las medidas de prevención en los diferentes puestos laborales, con el objetivo de preservar la salud y contribuir a proteger la salud de los pacientes; por lo que es necesario a nivel gerencial diseñar un Plan de Intervención de riesgos laborales en el área de esterilización.

Formulación del problema

¿Cómo evitar los accidentes laborales a los que está expuesto el personal de salud que trabaja en el área de esterilización del Hospital General Dr. Liborio Panchana, Cantón Santa Elena??

Delimitación del problema

Las buenas intenciones en evitar los accidentes laborales a los que está expuesto el personal de salud , ayudará a que el 100% de ellos sean capacitados, para lo cual es importante delimitar el espacio y tiempo del objeto de estudio.

Delimitación espacial: El presente trabajo se elaboró en el Hospital General Dr. Liborio Pancha Sotomayor, cantón Santa Elena. Provincia de Santa Elena.
Delimitación temporal: el presente Investigativo se realizó en el primer semestre del año 2024.

Objeto de la Investigación y campo de acción.

El objeto de la investigación está enmarcado en la salud laboral.

El campo de acción en la disminución del riesgo laboral del área de esterilización.

Identificación de la Línea de Investigación.

La línea de investigación para el presente trabajo investigativo es:

Gestión de Servicios de Salud.

Objetivo general.

Diseñar un plan de Intervención que evite el riesgo laboral del área de esterilización en el Hospital General Dr. Liborio Panchana Sotomayor, Cantón Santa Elena, Provincia de Santa Elena.

Objetivos específicos.

- ✓ Fundamentar teóricamente y científicamente un plan de intervención para evitar los accidentes laborales en el área de esterilización del Hospital Dr. Liborio Panchana Sotomayor, Cantón Santa Elena, Provincia de Santa Elena.

- ➢ Diagnosticar los factores de riegos laborales a los que se encuentra expuesto el personal que trabaja en las diferentes áreas de la central de esterilización del Hospital Dr. Liborio Panchana Sotomayor.

- ✓ Elaborar los elementos del plan de intervención para evitar los accidentes laborales en el área de esterilización del Hospital Dr. Liborio Panchana Sotomayor, Cantón Santa Elena, Provincia de Santa Elena.

- ✓ Validar la propuesta por vías de expertos

Idea a Defender.

Con el diseño de un Plan de intervención de riesgos laborales para mejorar la calidad del personal, se evitaría los accidentes laborales en el área de esterilización del Hospital Dr. Liborio Panchana Sotomayor, Cantón Santa Elena, Provincia de Santa Elena.

Variables de la investigación.

Variable independiente: Plan de Intervención.

Variable Dependiente: Disminución del riesgo laboral.

Justificación del tema.

El proyecto de investigación reúne características, condiciones técnicas y operativas que aseguran el cumplimiento de sus metas y objetivos.

En toda institución de salud se debe garantizar como gestión la protección del recurso humano en lo referente a los riesgos en su jornada laboral según el área de su desarrollo.

Podemos determinar qué riesgo laboral son los peligros existentes en nuestra tarea laboral o en nuestro propio entorno o lugar de trabajo, que puede provocar accidentes o cualquier tipo de siniestros que, a su vez, sean factores que puedan provocarnos heridas, daños físicos o psicológicos, traumatismos, etc.

Por lo cual riesgo es la probalidad de ocurrencia de un daño como resultado de la exposición. Cualquier característica del trabajo que pueda tener una influencia significativa en la generación de riesgos para la seguridad y salud de los trabajadores.

Para tal efecto realizaremos un estudio retrospectivo, transversal cuyo universo será el personal de enfermería que labora en el área de esterilización.

Con este antecedente consideramos realizar una investigación planteada en un Plan de intervención para evitar el riesgo laboral en el área de esterilización en el Hospital General Dr. Liborio Panchana Sotomayor, cantón Santa Elena, provincia Santa Elena. Por lo tanto este estudio responderá a metodologías que se emplearan en el contexto investigativo que contribuyan a identificar cuáles son las causas o factores que predominan en el problema planteado.

Con el fin de disminuir el riesgo laboral en el área de esterilización en la población objeto de estudio. Se pretende buscar estrategias para evitar los accidentes laborales bajo un plan de intervención que beneficien la salud integral de los empleados.

Metodología Investigativa a Emplear a emplear: métodos técnicos y herramientas empleadas en la investigación.

El objetivo de la investigación es conocer entidades nacionales encargadas de desarrollar políticas, normas, procedimientos, para la previsión y control de accidentes, riesgos y enfermedades del área de Esterilización. Además, conocer a aquellas entidades que por medio de asesoría o consultoría colaboran en el proceso de prevención de accidentes y enfermedades ocupacionales.

<u>Los tipos de investigación a realizar son:</u>

La recopilación de información, se realizó con base a dos métodos

Investigación bibliográfica. Se consultaron libros sobre planeación, dirección, administración y seguridad del área de esterilización; manuales y guías de seguridad; artículos publicados en Internet; normas y estándares promulgados por asociaciones y organizaciones.

Entrevistas: Se realizara entrevistas de tipo evaluativas (obtener información) y estructuradas (siguiendo un procedimicnto fijado de antemano por una encuesta, cuestionario o guía) en el área de esterilización del Hospital General Dr. Liborio Panchana Sotomayor.

Encuestas: la misma que se le realizo al personal que labora en el área de esterilización para tener como finalidad de conocer los riesgos laborales.

<u>Los métodos investigativos a utilizar son:</u>

Inductivo-Deductivo: Aplicado para generar una respuesta particular al problema y luego generalizarla con las autoridades del Hospital Dr. Liborio Panchana Sotomayor.

Analítico-sintético: Aplicado para analizar información requerida en la solución del problema y sintetizada en el marco teórico.

Aporte teórico, significación práctica y novedad científica.

Asegurar que el proceso de manejo de información del área de Esterilización defina, obtenga, analice y reporte la información de manera tal que permita y soporte la toma de decisiones en forma oportuna.

Exigir el uso de indicadores para evaluar el funcionamiento, procedimientos y resultados de las medidas de seguridad.

Revisar y evaluar los reportes exigidos a toda el área y a cada departamento en específico.

Utilizar un proceso para resolver los problemas de seguridad identificados y asignar tareas de seguridad específicas a las personas o subcomités que competa para tomar acciones correctivas.

Emitir reportes trimestrales de los resultados obtenidos con las medidas de seguridad y las actividades del comité de seguridad, para la junta directiva, administradores, jefes de departamentos y otros responsables del monitoreo de las actividades de seguridad.

Establecer estrategias que permitan al hospital cumplir con normas y requisitos dispuestos por entidades nacionales e internacionales.

Evaluar la factibilidad y efectividad de los planes de acciones correctivas y monitorearlos una vez completados.

Revisar y aprobar todas las políticas y procedimientos de seguridad antes de ser adoptados, y luego de esto revisarlos anualmente.

Resumen de la estructura de la investigación: breve explicación de los capítulos.

Este trabajo investigativo está organizado de la siguiente manera:

En la introducción encontramos los antecedentes investigativos, el planteamiento del problema utilizando los parámetros macro, meso y micro, formulación y delimitación del problema, el objeto de la investigación y campo de acción, además del objetivo general y los específicos e idea a defender, concluyendo con la metodología a emplear (métodos, herramientas).

En el capítulo I la fundamentación teórica está relacionada con el tema plan de intervención para evitar los riesgos laborales, por lo cual exponemos los siguientes conceptos y términos: Gestión de los servicios de salud, Plan de intervención, Riesgos laborales, entre otros temas.

Para el capítulo II se efectuó el marco metodológico y planteamiento de la propuesta, se describe el procedimiento metodológico para el desarrollo de la investigación, se presenta la propuesta a solucionar el problema.

En el capítulo III en este capítulo se realiza la propuesta alternativa de solución y su comprobación., además la validación vía expertos con conocimientos amplios en la investigación realizada.

CAPITULO I. MARCO TEÓRICO

1.1. Fundamentación legal

El estado cuenta con un amplio marco legal y normativo relacionado a la garantía del derecho a la salud, la estructuración del Sistema Nacional de Salud y la protección de grupos poblacionales.

La misión del Ministerio de Trabajo es coordinar la ejecución de la Institucional en Seguridad y Salud y el Sistema de Gestión de Seguridad y Salud del Ministerio de Trabajo. Asesorar, capacitar, controlar y hacer seguimiento de programas de prevención de riesgos laborales en los centros de trabajo con la finalidad de reducir la siniestralidad laboral, mejorar la productividad y la calidad de vida de los trabajadores.

1.1.1. Reglamento del Instrumento Andino de Seguridad y Salud en el Trabajo

Resolución 957, en el Capítulo II, de la Política de Prevención de Riesgos Laborales, Artículo 4 en el marco de sus Sistemas Nacionales de Seguridad y Salud en el Trabajo, los Países Miembros deberán propiciar el mejoramiento de las condiciones de seguridad y salud en el trabajo, a fin de prevenir daños en la integridad física y mental de los trabajadores que sean consecuencia, guarden relación o sobrevengan durante el trabajo. (Comunidad Andina, 2005)

Para el cumplimiento de tal obligación, cada País Miembro elaborará, pondrá en práctica y revisará periódicamente su política nacional de mejoramiento de las condiciones de seguridad y salud en el trabajo.

1.1.2. Constitución de la República del Ecuador

La constitución aprobada en el 2008 constituye el marco normativo que rige la organización y vida democrática del país, representa un nuevo pacto social para la garantía y ejercicio de los derechos y responsabilidades en función del logro del buen vivir, el Sumak Kawsay. (constituyente, 2008)

En el capítulo II sección 7 Articulo 32 manifiesta que, "La salud es un derecho que garantiza el Estado, cuya realización se vincula al ejercicio de otros derechos, entre ellos el derecho al agua, la alimentación, la educación, la cultura física, el trabajo, la seguridad social, los ambientes sanos y otros que sustentan el buen vivir. (constituyente, 2008)

Nuestro país se compromete al cumplimiento de las leyes propias aquellas que se encuentran tipificadas en la Constitución Política del Ecuador (2008), en su Capítulo Sexto: Trabajo y Producción, Sección Tercera: Formas de Trabajo y su Retribución,   ART. 326, donde el derecho al trabajo se sustenta en los principios mencionados en el numeral 5 y 6; y a toda ley internacional vigente en Seguridad y Salud, por ser miembro de la Comunidad Andina de Naciones (CAN), tiene la obligatoriedad de cumplir con lo establecido en el Instrumento Andino de Seguridad y Salud en el Trabajo , y su Reglamento de Aplicación.

Es obligación para las empresas o instituciones tener aprobado el Reglamento Interno de Seguridad y Salud en el Trabajo (instituciones con más de 10 trabajadores) y su elaboración estará conforme el Acuerdo Ministerial 0220/05.

1.1.3. Ley Orgánica de Salud

El país cuenta también con varias leyes y ha suscrito acuerdos internacionales que tienen que ver con la garantía de los derechos de salud como: Ley Orgánica de la Salud, donde en su artículo 6 manifiesta, "Es responsabilidad del Ministerio de Salud Pública; Diseñar e implementar programas de atención integral y de calidad a las personas durante todas las etapas de la vida y de acuerdo con sus condiciones particulares." (MAIS-FCI, 2018)

Se define para el sector salud un eje prioritario de intervención: Fortalecer la prevención, el control y la vigilancia de la enfermedad: fortaleciendo el sistema de vigilancia epidemiológica, reforzar los sistemas de prevención y atención integral frente a los principales problemas de salud y la capacidad de respuesta inmediata frente a emergencias, contingencias y desastres. (MAIS-FCI, 2018)

1.2. Gestión de los servicios de salud.

Entre los principales compromisos del Estado está la de proveer servicios públicos a la colectividad y garantizar equidad, eficiencia, eficacia, calidad y economía en la provisión de los mismos. Sin embargo, dado el deficiente cumplimiento de estas garantías, desde la década de 1980 se han dado, tanto en países desarrollados como en aquellos de economía dependiente, una serie de directrices en la provisión de servicios públicos. (Molina, 2009)

Los canjes en la gerencia de los sistemas de salud se vienen dando como parte de las reformas del sector público, las cuales han florecido como respuesta a múltiples fuerzas políticas, sociales, económicas y técnico científicas de carácter nacional e internacional.

Estos cambios indagan llevar a las Instituciones hacia la implementación de modelos de gestión capaces de responder eficiente y eficazmente a las necesidades cambiantes de la sociedad en los servicios de salud. (Molina, 2009).

1.2.1. ¿Qué es Gestión?

Según Angélica Román en el año 2012 refiere que gestionar es dirigir, administrar los recursos, lograr los objetivos y metas propuestos. Lo anterior exige coordinar y motivar, articular adecuadamente tanto a las personas como a los recursos materiales de una organización o institución en salud para que esos objetivos se alcancen en un contexto de eficacia y eficiencia. (Román, 2012)

La gestión, en el ámbito de salud, se puede dividir en tres grandes niveles que, son los siguientes:

1.2.1.1. Macro gestión o gestión reguladora.

Se refiere a la política sanitaria y al papel del Estado, la misma que está dada por el Ministerio de Salud Pública del Ecuador como la máxima autoridad sanitaria (AS), con la finalidad de la rectoría, regulación, planificación nacional y control. Para cumplir con los objetivos del MAIS-FCI, organiza y construye los procesos con la finalidad de definir las prestaciones de salud en los tres niveles de atención, cuya misión es la atención integral de las personas, familias y comunidades en un espacio poblacional determinado. (MAIS-FCI, 2018)

En este ámbito esta dado conforme a los principios de equidad, universalidad, solidaridad, calidad y eficiencia, determinado en la promoción y prevención de la salud poblacional Y ocupacional.

1.2.1.2. Meso gestión o gestión de redes.

Percibe la articulación de los establecimientos de complejidad diferenciada para el cumplimiento de los objetivos sanitarios. Incluye la coordinación entre los diversos hospitales especializados y de especialidades, hospitales generales, los cuales deben ofrecer una cartera de prestaciones definida que incorpore acciones preventivas, promocionales, curativas y de rehabilitación, con el fin de concretar las metas sanitarias establecidas para el país.

A nivel gerencial tiene su modelo de gestión en la planificación, control y coordinación de los servicios de salud.

Conteniendo la información y retroalimentación de todos los programas vigentes en los servicios de salud, además de la salud ocupacional laboral.

1.2.1.3. Micro gestión o gestión clínica.

Esta procurada en la atención en el primer nivel de gestión en los servicios de salud, sean estos Hospitales básicos, en las unidades de salud tipo A, B y C. Siendo la puerta de entrada como prestadores de servicios de salud del país. (MAIS-FCI, 2018)

1.2.2. Tendencias de la gestión de los servicios de salud.

Desde la década de los años 70 y con mayor énfasis en los años 80, los sistemas de salud han estado en la agenda de los gobiernos y han sido objeto de permanentes análisis y reformas que han implicado el desarrollo de nuevos modelos para la prestación de más y mejores servicios, para un número mayor de población. Estos cambios en el sistema son parte de las reformas del sector público en su totalidad y han sido iniciados en los países desarrollados y luego en aquellos de economía dependiente, buscando mayor eficiencia, equidad, economía, efectividad y calidad de los servicios de salud. (Molina, 2009)

En estos cambios del sistema de salud público, la gestión se orienta fundamentalmente hacia crear nuevos paradigmas centrados en:

- ✓ Lograr mayor equidad en la accesibilidad a los servicios de salud.

- ✓ Lograr solidez financiera del sistema para asegurar la sostenibilidad de los servicios.

- ✓ Lograr mayor eficiencia, efectividad y calidad en la prestación de los servicios.

- ✓ Destacar la orientación hacia el usuario, creando nuevos valores culturales en las organizaciones de salud.

- ✓ Crear incentivos basados en el desempeño y los resultados.

- ✓ Fortalecer el trabajo en equipo, interdisciplinario e intersectorial.

- ✓ Generar un mercado interno y crear competencia. (Molina, 2009)

1.2.4. Modelos de gestión organizacional.

Las nuevas tendencias derivadas de la nueva administración pública y las reformas en el sistema de salud implican nuevos estilos de gestión, nuevas formas de financiación del sistema, de tal manera que éstos alcancen los objetivos y metas establecidas y satisfagan las necesidades de la comunidad.

La gestión de los servicios implica un amplio conocimiento de los componentes involucrados en el sistema. Estos componentes son:

1.2.4.1. Formas de financiación

- ✓ Financiación pública basada en impuestos colectados en el nivel central y local, basada en el modelo Beveridge, utilizado en países como el Reino Unido, Nueva Zelandia, Italia, España y Cuba.

- ✓ Financiación pública basada en contribución obligatoria para seguridad social más un porcentaje de impuestos, basada en el modelo bismarckiano utilizado en países como Alemania,

- ✓ Holanda, Francia, Bélgica y en algunos países de Latinoamérica, como Argentina, Brasil, Ecuador, Colombia, Perú y Chile.

- ✓ Financiación privada basada en seguro voluntario o en el pago directo de los servicios, utilizada en los Estados Unidos de América.

1.2.4.2. Formas de pago de los servicios.

- ✓ Capitación: estimula la prevención de enfermedades la promoción de la salud, disminuye la demanda de atención curativa y aumenta la cobertura.

- ✓ Tarifa por servicio: conlleva alto riesgo de sobreutilización de servicios.
- ✓ Presupuestos fijos: no estimulan la eficiencia pero controlan el gasto.

- ✓ Otros: por medio de vales, copagos, cuotas moderadoras, etc.

1.2.4.3. Paquetes de servicios según grupos población.

Implica la definición de paquetes de servicios, que se conforman bajo criterios de costo-efectividad y, en algunos casos, paquetes diferenciales según el grupo de población.

1.2.4.4. Política de Descentralización

Se ha identificado como uno de los aspectos centrales de cualquier agenda actual en el ámbito de las organizaciones de salud. Se reconocen diferentes formas de descentralización, desconcentración, delegación, devolución y privatización. Se busca lograr mayor eficiencia y efectividad del Estado, fortalecer la democracia y el desarrollo de los gobiernos locales y la participación de los grupos sociales. Igualmente se da autonomía a los hospitales públicos manejados por juntas locales, distritales o regionales.

1.2.4.5. Reforma interna de las organizaciones de salud.

La reforma de las instituciones y su desarrollo es esencial para el logro de las metas, dado que, a través de ellas, se materializan las estrategias o planes de intervención. Éstas deben implementar mejores estilos de gestión con nuevas técnicas administrativas para incrementar la eficiencia, la calidad y la efectividad de los servicios.

1.2.4.6. Mejoramiento del desempeño de los empleados del sector público.

Con ello se busca emplear menos personal y mejor pagado, creando incentivos ligados al desempeño, mejorando la descripción de los puestos de trabajo, etc.

1.2.4.7. Participación ciudadana.

Se promueve la participación de diferentes grupos, organizaciones, asociaciones, etc. como un mecanismo para fortalecer los procesos democráticos, crear formas de participación de la comunidad en la toma de decisiones e incentivar la veeduría ciudadana.

Igualmente, para identificar los grupos de interés que puedan ejercer respaldo u oposición a la gestión pública. (MAIS-FCI, 2018)

1.2.5. Modelos organizacionales para la gestión de los servicios de salud.

Con base en las tendencias surgidas con la nueva administración pública, algunos autores como Ferlie han identificado cuatro modelos de gestión que se han estado implementando en las organizaciones públicas. Estos modelos han influido en las organizaciones de salud y, según el contexto político, social y económico, además de la legislación vigente, el nivel de desarrollo sanitario, los objetivos del sistema y las necesidades de la comunidad en cada país, entre otros, cada organización tiende más hacia uno de los modelos, aunque incluyendo algunos componentes de los demás. (Ferlie, 2017)

- **Búsqueda de la eficiencia**

  ✓ Aumento del volumen de actividades con los mismos recursos. "Hacer más con menos"

  ✓ Control financiero

  ✓ Control de gestión

  ✓ Auditoría

  ✓ Énfasis en la atención al cliente

  ✓ Menos regulación

  ✓ Pagos según desempeño

  ✓ Menos influencia y poder de los grupos profesionales y sindicatos

  ✓ Énfasis en la dirección y perfiles directivos (Ferlie, 2017)

- **Descentralización y flexibilidad**

  ✓ Énfasis en el mercadeo

  ✓ Cambio de la administración jerárquica hacia la contratación y el desarrollo local

✓ Eliminación de niveles administrativos y reducción de recurso humano en los niveles centrales e intermedios de las organizaciones

✓ Separación de aseguradoras y productores de servicios

✓ Cambio de la dirección y control por nuevos estilos administrativos

✓ Estímulo a la formación de redes de organizaciones y alianzas estratégicas

✓ Flexibilidad de la gestión. (Ferlie, 2017)

- **Búsqueda de la excelencia**

✓ Gran importancia a la cultura y el desarrollo organizacional: valores, cultura, ritos y símbolos

✓ Énfasis en los procesos de aprendizaje

✓ Manejo del cambio basado en los valores de los empleados y de la organización

✓ Enfoque humanístico que estimula el autodesarrollo y la participación

✓ Énfasis en el liderazgo carismático y transformacional más que en el liderazgo transaccional. (Ferlie, 2017)

- **Orientación al servicio público**

✓ Fusión de estilos administrativos de los sectores público y privado

✓ Énfasis en la misión del sector público diferenciado del sector privado

✓ Elevar la calidad administrativa involucrando prácticas del sector privado

✓ Garantizar la responsabilidad social de los servicios

✓ Mayor preocupación por la calidad del servicio

✓ Énfasis en el usuario y en la relación con la ciudadanía

✓ Devolución del poder a la autoridad local

✓ Escepticismo en el mercado del sector público. (Ferlie, 2017)

1.3. Plan de Intervención.

Según María José Fuster Ruiz de Apodaca Psicóloga Social UNED, define a un plan de intervención como "Toda acción social, individual o grupal, destinada a producir cambios en una determinada realidad que involucra y afecta a un grupo social determinado"

Según Rodríguez Espinar dada su investigación en la década de los 90 define a un Plan de Intervención como un conjunto de acciones sistemáticas, planificadas, basadas en necesidades identificadas y orientada a unas metas, como respuesta a esas necesidades, con una teoría que lo sustente.

Características

✓ Están orientados a la consecución de un objetivo determinado.

✓ Combinan recursos humanos y no humanos para la realización coordinada de actividades interrelacionadas.

✓ Duración limitada: tienen principio y fin.

Ciclo de vida de un proyecto.

Creación del proyecto

a. Fase conceptual

b. Fase de definición

Ejecución del proyecto

a. Fase de ejecución

b. Fase de terminación

1.3.1. Fases o etapas de un plan de intervención.

En el diseño de un proyecto o plan de intervención se contemplan cuatro fases:

1.- Primera fase:

Diagnóstico y análisis de las necesidades de intervención.

2.- Segunda fase:

Planificación y diseño de los componentes del plan de acción.

3.- Tercera fase:

Ejecución de las acciones del plan propuesto.

4.- Cuarta fase:

Evaluación formativa (del proceso) y sumativa (del producto).

1.3.2. Condiciones que determinan los planes de intervención.

- ✓ La iniciativa es impulsada y sostenida por una persona o personas integrantes de pequeños grupos que registran, en lo cotidiano de la institución de salud, situaciones conflictivas o de tensión; estas situaciones son pocas veces comunicadas a las instancias directivas y, cuando lo son, no se obtienen de ellas respuestas satisfactorias. (Ambriz Tapia, 2018)

- ✓ Las acciones institucionales evitan los espacios necesarios para el análisis, la crítica y la reflexión de las tareas desarrolladas. Es común que se observen cuestiones como:

escasez de recursos, inarticulación, disputas de espacios de poder, alejamiento de la autoridad, etc.

✓ El análisis de la intervención se inicia con la comprensión de la historia de la institución en la cual se desarrolla la situación, los aspectos que convergen en el trabajo, su origen, desarrollo, actualidad, las políticas en las que se sostiene, las relaciones entre los sub-sistemas presentes, la historia de sus integrantes como grupo e individuos, el sentido que éstos le dan a su trabajo y su relación con las diversas instancias institucionales.

✓ Preparar las acciones propiamente dichas implica que, de acuerdo con la profundidad de la comprensión de las acciones del contexto institucional y, sobre todo, con el conocimiento del grupo de observables a intervenir, el plan de intervención no violente el proceso con rompimientos aversivos, sino que gradualmente lo transforme, cualitativamente desde su propia lógica.

✓ Realizar las acciones propias del proyecto dentro de la gestión necesaria y en función de la resistencia natural, que condiciona la continuidad de las prácticas alternativas.
✓ Abrir espacios de análisis y crítica de la producción colectiva, donde los participantes mantengan una actitud propositiva construyendo la acción alternativa propia de la institución.

1.3.3. Diagnóstico y análisis de las necesidades de los planes de intervención.

Todo plan, se supone, es fruto de la reflexión y el análisis de las necesidades, situaciones problemáticas o situaciones que se desea mejorar, a partir de las cuales se determinan soluciones o propuestas de actuación. (Ambriz Tapia, 2018)

El diagnóstico de necesidades contempla dos fases:

✓ Identificación: a través de la reflexión, se identifican las necesidades "reales".
✓ Priorización: se establecen prioridades y se toman decisiones sobre asignación de recursos.

1.3.4. Componentes de un plan de intervención.

- ✓ Objetivos de Intervención (¿Para qué?).

- ✓ Contenido de la intervención (¿Qué?).

- ✓ Situación Inicial y Contexto de desarrollo (¿En dónde?).

- ✓ Destinatarios de la intervención y Niveles de Actuación (individual, de grupo, institucional, etc.) (¿Quiénes?)

- ✓ Metodología de la Intervención (¿Cómo?). (Ambriz Tapia, 2018)

1.3.5. Ejecución de un plan de intervención.

- ✓ Aplicación de la metodología.

- ✓ Desarrollo y seguimiento del proyecto

1.3.6. Indicadores de evaluación de un plan de intervención.

- ✓ **Independencia:** No debe usarse el mismo indicador para medir diferentes objetivos, cada uno debe tener su propio indicador.

- ✓ **Verificabilidad:** Se debe poder verificar de forma empírica los cambios que se van produciendo con el proyecto.

- ✓ **Validez:** Los indicadores deben realmente medir lo que dicen medir.

- ✓ **Accesibilidad:** Los datos obtenidos a través de los indicadores deben ser de fácil obtención. (Ambriz Tapia, 2018)

1.3.7. Enfoque integrado: el marco lógico

Herramienta analítica para la planificación y gestión de proyectos orientada por objetivos. Método con distintos pasos que van desde la identificación hasta la formulación y su resultado final debe de ser la matriz de planificación del proyecto. (Fuster Ruiz, 2008)

<u>Pasos:</u>

1.3.7.1. Etapa de identificación

a.- Análisis de la participación:

- ✓ Analizar la realidad social en que el proyecto va a intervenir y examinar sus características y particularidades.

b.- Análisis de los problemas:

Priorizar el problema:

- ✓ Identificar los problemas existentes
- ✓ Determinar el problema más importante (focal, central, principal): Preciso y sin ambigüedades

Identificar causas y efectos del problema priorizado:

- ✓ ¿Cuál es el problema? (problema central)

- ✓ ¿Qué originó el problema? (causas)

- ✓ ¿Qué consecuencias produce? (efectos)

c.- Análisis de los objetivos

- ✓ Describir la situación hipotética en caso de que se solucionasen los problemas.

✓ Los estados negativos del diagrama de problemas se transcriben en estados deseables positivos.

✓ Revisión de planteamientos para eliminar objetivos irreales o innecesarios y añadir otros si es necesario.

✓ Pregunta clave: ¿Cómo podemos resolver el problema? (fines y medios).

d.- Análisis de las alternativas

✓ Recursos disponibles

✓ Tiempo estimado logro objetivos

✓ Adecuación partes implicadas
✓ Riesgos y posibilidades logro objetivos

✓ Contribución de las alternativas a objetivos más generales

✓ Efectos/impactos

✓ Viabilidad

1.3.7.2. Estructura del diseño

Planificación del proyecto

✓ Marco lógico: Una herramienta para fortalecer el diseño, la ejecución y la evaluación de planes de intervención o proyectos. (Fuster Ruiz, 2008)

1.4. Riesgo Laboral

1.4.1. Conceptualizaciones básicas

Según José Cortez en el año 2007, en su investigación en Técnicas de prevención de riesgos laborales, seguridad e higiene en el trabajo, se denomina riesgo laboral a los peligros existentes en nuestra tarea laboral o en nuestro propio entorno o lugar de trabajo, que puede provocar accidentes o cualquier tipo de siniestros que, a su vez, sean factores que puedan provocarnos heridas, daños físicos o psicológicos, traumatismos, etc. (Cortes, 2007)

Sea cual sea su posible efecto, siempre es negativo para nuestra salud.

1.4.1.1. Riesgo.-

Probalidad de ocurrencia de un daño como resultado de la exposición.

1.4.1.2. Condiciones de trabajo.-

Cualquier característica del trabajo que pueda tener una influencia significativa en la generación de riesgos para la seguridad y salud de los trabajadores. (Cortes, 2007)

<u>Daños derivados del trabajo</u>

Enfermedades, patologías o lesiones producidas con motivo u ocasión del trabajo. Pueden ser:

Accidentes de trabajo.

Enfermedades profesionales.

Otras enfermedades y patologías relacionadas con el trabajo. (Cortes, 2007)

1.4.1.3. Salud.-

Según la Organización Mundial de la Salud (OMS), en su constitución de 1948, define salud como el estado de completo bienestar físico, mental, espiritual, emocional y social, y no solamente la ausencia de afecciones o enfermedades.

1.4.1.4. Peligro.-

Así, podemos definir peligro como el conjunto de elementos que, estando presentes en las condiciones de trabajo, pueden desencadenar una disminución de la salud de los trabajadores. (Patón Jesús, 2021)

1.4.2. Factores de riesgo.-

Son factores que están presentes en el ambiente de trabajo y que están asociados a la probalidad de que nos ocurra un hecho desfavorable a nuestra salud (daño).

Son característicos en los diferentes procesos productivos, se asocian a veces a accidentes o a enfermedades laborales o a un sinfín de malestares pocos específicos. (Patón Jesús, 2021)

Los factores de riesgo tienen una relación o dependencia directa de las condiciones de seguridad. Éstas siempre tendrán su origen en alguno de los cuatro aspectos del trabajo siguientes:

- ✓ Local de trabajo (instalaciones eléctricas, de gases, prevención de incendios, ventilación, temperaturas, etc.).

- ✓ Organización del trabajo (carga física y/o mental, organización y ordenación del trabajo, monotonía, repetitividad, ausencia de creatividad, aislamiento, participación, etc.).

- ✓ Tipo de actividad (equipos de trabajo: ordenadores, máquinas, herramientas..., almacenamiento y manipulación de cargas, etc.).
- ✓ Materia prima (materiales inflamables, productos químicos peligrosos, etcétera)

1.4.3. Riesgos biológicos

El riesgo biológico viene condicionado por la exposición a los agentes biológicos: bacterias, hongos, virus (hepatitis B, C, fiebre amarilla, sarampión, paperas, VIH, dengue…), parásitos (leishmania, tenia, toxoplasma…), esporas, productos de recombinación, cultivos celulares humanos o de animales y los agentes biológicos potencialmente infecciosos que estas células puedan contener, como priones, además de varios tipos de toxinas. (Patón Jesús, 2021)

1.4.3.1. Clasificación de los agentes biológicos

Grupo 1:

Agentes con escasa probabilidad de causar una enfermedad en las personas.

Grupo 2:

Agentes que pueden causar una enfermedad en el ser humano y pueden suponer un peligro para quienes trabajan, siendo poco probable que se propaguen a la colectividad y existiendo generalmente profilaxis o tratamiento eficaz.

Grupo 3:

Agentes que pueden causar una enfermedad grave en las personas y presentan un serio peligro para quienes trabajan, con riesgo de que se propaguen a la colectividad y existiendo generalmente una profilaxis o tratamiento eficaz.

Grupo 4:

Agentes que causan una enfermedad grave en el ser humano y suponen un serio peligro para quienes trabajan, con muchas probabilidades de que se propaguen a la colectividad y sin que exista generalmente una profilaxis o un tratamiento eficaz. (Patón Jesús, 2021)

1.4.3.2. Vías de entrada

Estos agentes pueden penetrar en nuestro organismo a través de diferentes vías:

Respiratoria:

Los organismos que están en el ambiente entran en nuestro cuerpo cuando respiramos, hablamos, tosemos…

Digestiva:

Pueden entrar en contacto al comer, beber o por ingestión accidental pasando a la boca, esófago, estómago e intestinos.

Dérmica:

Por contacto con la piel, aumentando la posibilidad de que accedan cuando presenta heridas o está mal conservada.

Parenteral:

Por medio de la sangre o las mucosas: contacto con ojos o boca, pinchazos, cortes.

1.4.3.3. Medidas preventivas: precauciones universales

Las denominadas "precauciones universales" constituyen la estrategia fundamental para la prevención del riesgo laboral frente a todos los microorganismos vehiculizados por la sangre.

Las personas que integran la plantilla tendrán que aplicar el principio fundamental de que todas las muestras deben manipularse como si fueran infecciosas. El cumplimiento de una determinada precaución universal no te exime o no te excluye de seguir o de realizar las otras. (Patón Jesús, 2021)

Son precauciones universales:

- La vacunación (es una inmunización activa)

- Las normas de higiene personal:

a) Cubrir con apósito impermeable las heridas y lesiones de las manos al iniciar actividad laboral. Evitar la exposición directa cuando existan lesiones que no se puedan cubrir.

b) No utilizar anillos, pulseras, cadenas ni otras joyas.

c) El lavado de manos debe realizarse al comenzar y al terminar la jornada, y después de realizar cualquier técnica que pueda implicar el contacto con material infeccioso. Dicho lavado se realizará con agua y jabón líquido, salvo en situaciones especiales en las que se emplearán sustancias antimicrobianas. (Patón Jesús, 2021)

Tras el lavado de las manos, éstas se secarán con toallas de papel desechables o corriente de aire.

d) No comer, beber, maquillarse ni fumar en el área de trabajo.

e) No realizar pipeteo con la boca.

- Los elementos de protección de barrera:

f) Guantes.

g) Mascarillas.

h) Batas.

i) Protección ocular.

- El cuidado con los objetos cortantes o punzantes:

j) Tomar precauciones cuando se use material cortante, agujas y jeringas, y también después de su utilización, así como en los procedimientos de limpieza y de eliminación.

k) No encapsular agujas ni objetos cortantes ni punzantes ni someterlos a ninguna manipulación.

l) Los objetos punzantes y cortantes (agujas, jeringas y otros instrumentos afilados) deberán ser depositados en contenedores apropiados, con tapa de seguridad, para impedir su pérdida durante el transporte, estando estos contenedores cerca del lugar de trabajo y evitando su llenado excesivo.

m) El personal sanitario que manipule objetos cortantes y punzantes se responsabilizará de su eliminación.

• La esterilización y desinfección correcta de instrumentales y superficies.

• La eliminación de los residuos adecuadamente.

• La comunicación de los accidentes lo antes posible y siguiendo el protocolo correspondiente.

1.4.4. Riesgos químicos

Las sustancias químicas están presentes en la actividad diaria del sector salud. El almacenamiento, manipulación y gestión de sus residuos conllevan múltiples riesgos que pueden afectar gravemente a la salud de los trabajadores y trabajadoras. (Patón, 2021)

Sustancias químicas

Agente químico: Define agente químico como todo elemento o compuesto químico, por sí solo o mezclado, tal como se presenta en estado natural o es producido, utilizado o vertido, incluido el vertido como residuo, en una actividad laboral, se haya elaborado o no de modo intencional y se haya comercializado o no. (Patón, 2021)

Agente químico peligroso: Agente químico que puede representar un riesgo para la seguridad y salud de los trabajadores y trabajadoras debido a sus propiedades fisicoquímicas, químicas o toxicológicas y a la forma en que se utiliza o se halla presente en el lugar de trabajo.

Efectos en la salud

La exposición a sustancias o productos químicos peligrosos viene caracterizada por ser de baja intensidad (bajas concentraciones) pero de larga duración, pudiendo abarcar incluso toda o gran parte de la vida laboral de un trabajador o de una trabajadora. Ello motiva que los efectos aparezcan a largo plazo, después de años o décadas de exposición y que su evolución sea muy lenta (insidiosa), tardando mucho tiempo en manifestarse los síntomas de la afectación.

Se trata de enfermedades crónico-degenerativas, con largos períodos de evolución (latencia) y que se manifiestan en edades tardías, tales como la encefalopatía tóxica por disolventes o los diferentes cánceres por agentes químicos y sustancias peligrosas.

1.4.5. Riesgos físicos

Dentro de los riesgos físicos, entre los que se encuentran también el ruido o las vibraciones, en el sector sanitario destacamos la exposición a energía electromagnética o radiaciones. (Patón Jesús, 2021)

En los centros de trabajo del sector sanitario podemos convivir y estar expuestos a un amplio repertorio de estos agentes físicos:

Las radiaciones ionizantes empleadas en radiodiagnóstico, radiología intervencionista y radioterapia (aceleradores lineales); los campos magnéticos asociados a la resonancia magnética nuclear o a equipos de rehabilitación; los infrarrojos, la onda corta y las microondas utilizadas también en rehabilitación; los láseres utilizados en cirugía, oftalmología, dermatología o en rehabilitación; la luz UV utilizada en la esterilización del material clínico, en fototerapia y en fotocopiadoras; la proliferación de teléfonos móviles entre los trabajadores y trabajadoras, pacientes y usuarios, teléfonos inalámbricos; wi-fi; los equipos de soldadura que pueden emitir radiación ultravioleta, visible o infrarroja, etc.

1.4.6. Riesgos ergonómicos

Los riesgos ergonómicos están asociados a lesiones osteomusculares principalmente, siendo éstas las enfermedades profesionales más frecuentes y la primera causa de invalidez permanente. (Patón Jesús, 2021)

Las alteraciones musculo esqueléticas incluyen un gran número de lesiones en músculos, tendones, nervios, articulaciones, ligamentos, etc., localizadas generalmente en la espalda, cuello, hombros, codos y muñecas.

Pueden producirse por un esfuerzo único suficiente (accidentes de trabajo) o por el sumatorio de varios esfuerzos con efectos acumulativos (enfermedades relacionadas con el trabajo y causa de un pequeño grupo de enfermedades profesionales).

El síntoma predominante es el dolor, la contractura muscular, la inflamación y la disminución o la incapacidad funcional de la zona afectada.

Las causas de las lesiones derivadas de los riesgos ergonómicos pueden ser variadas: adopción de posturas inadecuadas y forzadas, movimientos repetitivos, manipulación de cargas y de enfermos o trabajos con pantallas de visualización de datos en condiciones ergonómicas inadecuadas. (Patón Jesús, 2021)

Los riesgos ergonómicos aparecen principalmente por:

* **Manipulación manual de cargas:**

Destacando la movilización de enfermos ya que es una de las tareas más frecuentes en el ámbito de la salud.

- **Higiene postural:**

Una correcta higiene postural es fundamental para evitar lesiones cuando se lleva a cabo cualquier actividad y aún más en el caso de la manipulación de cargas.

- **Movimientos forzados:**

Con o sin carga, pueden provocar contracturas musculares y lesiones de articulaciones y ligamentos.

- **Sedentarismo:**

La falta de actividad física y el sedentarismo provocan debilidad muscular y supone un factor de riesgo añadido.

- **Movimientos imprevistos:**

Si el paciente realiza un movimiento brusco no esperado, es necesario que el trabajador o trabajadora lleve a cabo un sobreesfuerzo que, además, suele hacerse rápidamente y con posturas inadecuadas con lo que aumenta el riesgo de producirse una lesión.

1.4.7. Riesgos psicosociales

Los riesgos psicosociales son los riesgos específicos a los que los trabajadores y trabajadoras estamos expuestos por la mala organización en el trabajo y generan efectos negativos para la salud. (Patón Jesús, 2021)

<u>Factores de riesgo</u>

Se denominan **factores de riesgo psicosociales** a todos aquellos aspectos relacionados con la concepción, la organización y la gestión del trabajo que pueden causar daños a la salud de los trabajadores y trabajadoras.

Entre estos factores están:

- Más trabajo del que podemos realizar en el tiempo asignado (falta de personal o de medios técnicos o materiales)
- Nuestro trabajo requiere gran esfuerzo intelectual (tomar decisiones, controlar muchas cosas a la vez, etc.) o de los sentidos (requiere mucha concentración, precisión y habilidad), sin los recursos necesarios.
- Contacto con usuarios y enfermos con los que se establecen procesos transferenciales de emociones o sentimientos.
- Tener que esconder emociones, sentimientos y opiniones.
- No recibir la ayuda adecuada de superiores y compañeros para sacar el trabajo adelante.
- Trabajar en condiciones de aislamiento o que impiden o dificultan la sociabilidad.
- Ausencia de equipos y de sentimiento de grupo. (Patón Jesús, 2021)

Efectos sobre la salud

Los efectos de la exposición a riesgos psicosociales se manifiestan a través de:

Estrés: Ajuste inadecuado entre la persona y el entorno laboral debido tanto a las demandas de la realidad laboral que deben ser satisfechas por el individuo, como a las demandas del individuo que deben ser satisfechas por la realidad laboral.

Burnout o síndrome de estar quemado en el trabajo: Es una respuesta al estrés laboral crónico integrada por actitudes y sentimientos negativos hacia las personas con las que se trabaja y hacia el propio rol profesional, así como por la vivencia de encontrarse emocionalmente agotado. Se produce principalmente en las profesiones que trabajan con personas. (Patón Jesús, 2021)

1.5. Conclusiones parciales del capítulo.

En el país, la misión del Ministerio de Trabajo es coordinar la ejecución de la Institucional en Seguridad y Salud y el Sistema de Gestión de Seguridad y Salud del Ministerio de Relaciones Laborales. Asesorar, capacitar, controlar y hacer seguimiento de programas de prevención de riesgos laborales en los centros de trabajo con la finalidad de reducir la siniestralidad laboral, mejorar la productividad y la calidad de vida de los trabajadores.

Nuestro país se compromete al cumplimiento de las leyes propias aquellas que se encuentran tipificadas en la Constitución Política del Ecuador (2008), en su Capítulo Sexto: Trabajo y Producción, Sección Tercera: Formas de Trabajo y su Retribución.

Gestionar es dirigir, administrar los recursos, lograr los objetivos y metas propuestos, la gestión, en el ámbito de salud, se puede dividir en tres grandes niveles que, son los siguientes:

Macro gestión o gestión reguladora: Se refiere a la política sanitaria y al papel del Estado, la misma que está dada por el Ministerio de Salud Pública del Ecuador como la máxima autoridad sanitaria.

Meso gestión o gestión de redes: Comprende la articulación de los establecimientos de complejidad diferenciada para el cumplimiento de los objetivos sanitarios.

Micro gestión o gestión clínica: Esta dada en la atención en el primer nivel de gestión en los servicios de salud.

Según María José Fuster Ruiz de Apodaca Psicóloga Social UNED, define a un plan de intervención como "Toda acción social, individual o grupal, destinada a producir cambios en una determinada realidad que involucra y afecta a un grupo social determinado"

Siendo las fases de un plan de intervención: Diagnostico, Planificación, ejecución y evaluación.

Se denomina riesgo laboral a los peligros existentes en nuestra tarea laboral o en nuestro propio entorno o lugar de trabajo, que puede provocar accidentes o cualquier tipo de siniestros que, a su vez, sean factores que puedan provocarnos heridas, daños físicos o psicológicos, traumatismos, etc.

Teniendo claro que un riesgo es la probalidad de ocurrencia de un daño como resultado de la exposición.

Dentro de los factores de riesgos podemos citar: riesgos biológicos, riesgos químicos, riesgos físicos, riesgos ergonómicos, riesgos psicosociales.

CAPITULO II.- MARCO METODOLÓGICO

2.1. DESCRIPCIÓN DEL PROCEDIMIENTO METODOLÓGICO PARA EL DESARROLLO DE LA INVESTIGACIÓN

La característica de la investigación será cuali-cuantitativa, siendo fundamental el aspecto cuantitativo. Las características cualitativas de la problemática existente, se determinan en base a observación y dialogo permanente con los involucrados en la situación problémica. Los aspectos cuantitativos se ratifican al tabular estadísticamente los resultados de la investigación de campo realizada a la población respectiva.

El diseño de la presente investigación se considera longitudinal ya que se valoró la evolución en los fenómenos y tendencias, se examinó los cambios a través del tiempo, se recolectó datos, describió variables y analizó la incidencia e interrelación en distintos momentos.

La actual investigación se basó en estudios bibliográficos y en un trabajo de campo se utilizó como fuente libros e internet, señalamiento actualizado de autores versados los mismos que ayudan alcanzar los resultados de la investigación sustentada, además con el trabajo de campo los datos se recopilaron a través de una observación directa.

2.1.1. TIPOS DE INVESTIGACIÓN

2.1.1.1. Bibliográfica.

Establecida en la indagación de información existente en libros, revistas e Internet, será muy útil para elaborar el marco teórico que fundamente científicamente la solución planteada al problema.

Esta indagación permite entre otras cosas, apoyar la investigación que se desea realizar, evitar emprender investigaciones ya realizadas, tomar conocimientos de experimentos ya hechos para repetirlos cuando sea necesario, continuar investigaciones interrumpidas o incompletas o en busca de información sugerente.

2.1.1.2. De campo.

Producida a límite en la zona donde se generan los indicios de la problemática planteada, para este caso específico se realizará en el Cantón Santa Elena, Provincia de Santa Elena.

2.1.1.3. Descriptiva.

El objeto de la investigación descriptiva consiste en llegar a conocer las situaciones, costumbres y actitudes predominantes a través de la descripción exacta de las actividades, objetos, procesos y personas.

Su fin no se circunscribe a la recolección de datos si no a la predicción e identificación de las relaciones que existen entre dos o más variables.

2.1.2. Población y muestra.

2.1.2.1. Universo

La población o universo a considerar corresponde al Personal de Enfermería del Hospital General Dr. Liborio Panchana Sotomayor del Cantón Santa Elena (9 enfermeras).

2.1.2.2. Muestra de la investigación.

Para poder determinar el tamaño de la muestra del universo de la investigación se usa el muestreo, y se aplica la fórmula donde se establece el total de la población para   la recolección de la información. Sin embargo en la presente investigación la población está integrada por 9 enfermeras de donde se tomará la información mediante los instrumentos de la investigación.

2.1.3. Métodos, técnicas e instrumentos de la investigación.

2.1.3.1. Métodos

Los métodos de la investigación nos permiten desarrollar de manera correcta la investigación y así se logró encontrar los resultados planteados.

Los métodos investigativos a utilizar son:

2.1.3.1.1. Inductivo-Deductivo.

El inductivo es el que explora los aspectos particulares para llegar a una compresión general del tema investigado; parte de un conocimiento general de tema llegado a investigar las particularidades del mismo.

2.1.3.1.2. Analítico-sintético.

"Este método implica el análisis, esto es la separación de un todo en sus partes o en sus elementos constitutivos.

Se apoya en que para conocer un fenómeno es necesario descomponer en sus partes. Implica la síntesis (del griego síntesis que significa unión de elementos para formar un todo."

2.1.3.2. Técnicas de investigación.

La recolección de información, es la actividad especial para recoger procesar o analizar datos que se realiza con determinada orientación y con el apoyo de entrevistas y encuestas.

2.1.3.2.1. Entrevista.

Se utilizó para recabar información en forma verbal, a través de preguntas que propone el analista. Quienes responden pueden ser gerentes o empleados, los cuales son usuarios actuales del sistema existente, usuarios potenciales del sistema propuesto o aquellos que proporcionaran datos o serán afectados por la aplicación propuesta de la guía de la entrevista.

2.1.3.2.2. Encuesta

Técnica cuantitativa que consiste en una investigación realizada sobre una muestra de sujetos, representativa de un colectivo más amplio que se lleva a cabo en el contexto de la vida cotidiana, utilizando procedimientos estandarizados de interrogación con el fin de conseguir mediciones cuantitativas sobre una gran cantidad de características objetivas y subjetivas de la población.

2.1.3.2.3. La observación.

Esta técnica se la desarrollará apreciando particularidades de la problemática, con la ayuda de este instrumento el investigador se compenetrará en el caso de estudio para tener una apreciación más acertada de lo que está sucediendo.

2.2. CARACTERIZACIÓN DEL SECTOR, RAMA, EMPRESA, CONTEXTO INSTITUCIONAL O PROBLEMA SELECCIONADO PARA LA INVESTIGACIÓN.

Hospital General Dr. Liborio Panchana Sotomayor, de estructura moderna y tecnología de punta, de segundo nivel de atención con una capacidad de 120 camas, ubicado:

En la Provincia de Santa Elena, Cantón Santa Elena, avenida Márquez de La Plata, frente al cementerio general.

Dentro de su capacidad resolutiva podemos mencionar como cartera de servicios institucional:

Consulta Externa, con los diferentes servicios y programas existentes en el Ministerio de Salud Pública, Emergencia (triage), Hospitalización (medicina interna, cirugía, pediatría, maternidad, neonato), UCI, Centro Quirúrgico y obstétrico, laboratorio clínico e imagenología, áreas administrativas y el área de la presente investigación esterilización la misma que posee los instrumentos y aparatos de último nivel, en la que laboran 9 enfermeras en horario rotativo.

2.3. ANALISIS E INTERPRETACIÓN DE LOS RESULTADOS DE LA APLICACIÓN DE LA ENCUESTA REALIZADA AL PERSONAL DE ENFERMERÍA DEL ÁREA DE ESTERILIZACIÓN.

Una vez aplicadas las encuestas se obtuvo la siguiente información:

1. ¿Conocimiento de un Manual de Procedimientos-Protocolos de prevención de riesgos laborales en esterilización?

CATEGORÍA	# USUARIOS	%
Si	3	33
No	6	67
Total	9	100%

Elaborado por: Autores
Fuente: Encuesta

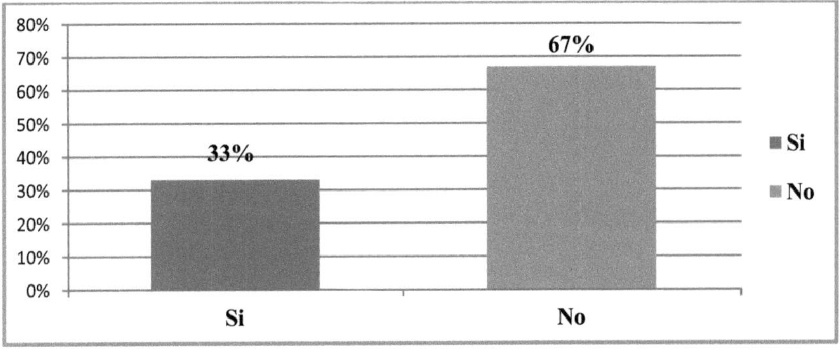

Elaborado por: Autores
Fuente: Encuesta.

Análisis:

En el área de esterilización no existen ningún manual de riesgo laboral la cual el personal que labora en dicha espacio tiene el total desconocimiento de los riesgos que pueden sufrir en sus horas de labor ya que existe la falta de preocupación por parte del líder de área hacer llegar o realizar un manual sobre riesgo laboral al personal sobre las causas de los riesgos, el mismo que se lo evidencia en la encuesta al personal de enfermería en un 67%

2. ¿Existencia en la Unidad Hospitalaria de un comité de calidad y prevención riesgos laborales en esterilización?

CATEGORÍA	# USUARIOS	%
Si	2	22
No	7	78
Total	9	100%

Elaborado por: Autores
Fuente: Encuesta

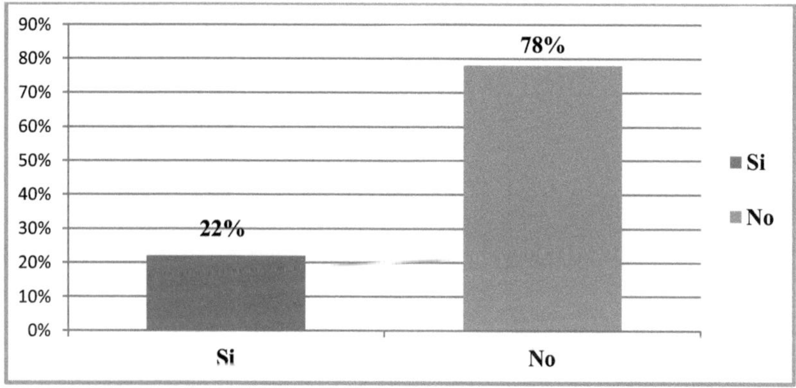

Elaborado por: Autores
Fuente: Encuesta.

Análisis:

Se puede demostrar que el 78% del personal manifiesta que no existe en la unidad hospitalaria un comité de riesgo laboral, la cual el personal de gestión-administrativo hasta la actualidad no ha realizado capacitaciones ni conocimientos sobre manuales de riesgos laboral para que el personal que labora en la unidad de salud tengan las medidas preventivas para evitar los riesgos laborales a futuros.

3. ¿Identificación de los factores de riesgo laborales en el área de esterilización?

CATEGORÍA	# Si	%	# No	%	TOTAL	
Químicos	6	67%	3	33%	9	100%
Ergonómicos	8	89%	1	11%	9	100%
Físicos	7	78%	2	22%	9	100%
Biológicos	7	78%	2	22%	9	100%
Psicosociales	9	100%	0	0%	9	100%

Elaborado por: Autores
Fuente: Encuesta

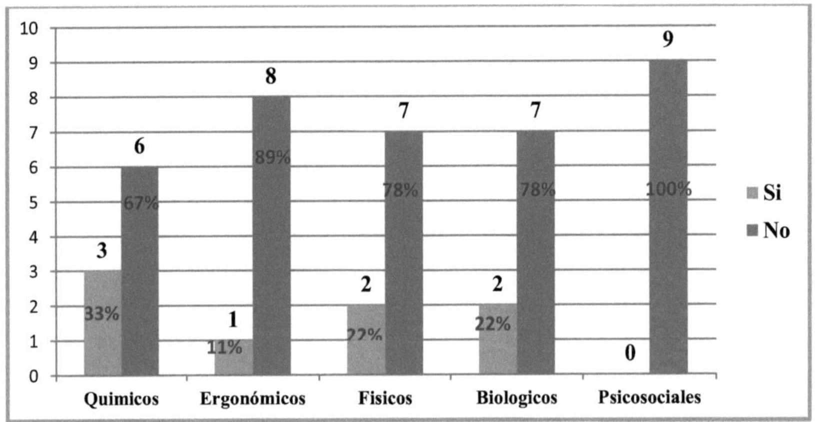

Elaborado por: Autores
Fuente: Encuesta.

Análisis:

Bajo la encuesta realizada se puede demostrar como valor medio que el 82% del personal del área de esterilización en su mayoría no tiene el conocimiento respectivo sobre los accidentes y factores de riesgos que pueden ocurrir en dicha área por la falta de las capacitaciones y a su vez un descuido del personal encargado sin concientización de los riesgos.

4. ¿Sistemas o vías de circulación en el área de esterilización están bien iluminadas?

CATEGORÍA	# USUARIOS	%
Si	8	89
No	1	11
Total	9	100%

Elaborado por: Autores
Fuente: Encuesta

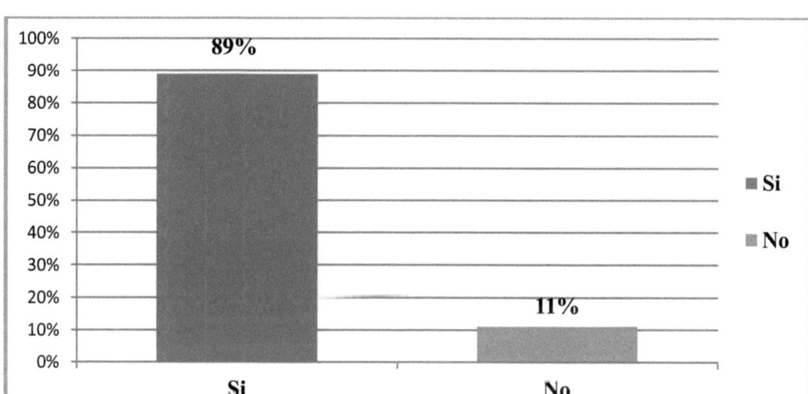

Elaborado por: Autores
Fuente: Encuesta.

Análisis:

En el área de esterilización 89% el personal de enfermería manifiesta que si cuentan con una iluminación perfecta; ya que el personal de mantenimiento realiza sus respectivas vigilancias para prevenir defectos en las iluminarias.

5. ¿Existencia de materiales y medios de protección para el resguardo en caso de accidentes en el área de esterilización?

CATEGORÍA	# USUARIOS	%
Si	4	44
No	5	56
Total	9	100%

Elaborado por: Autores
Fuente: Encuesta

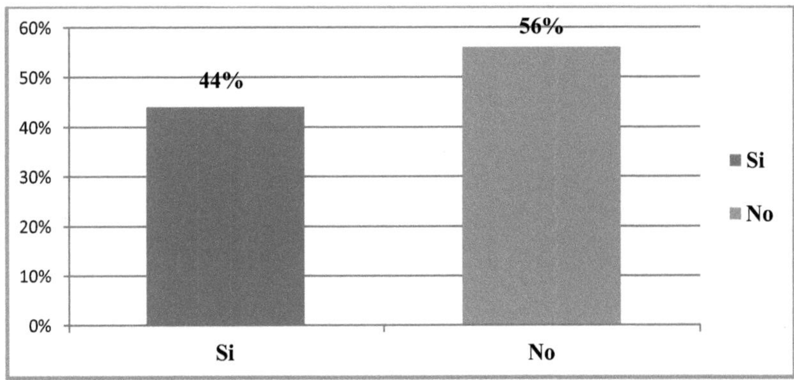

Elaborado por: Autores
Fuente: Encuesta.

Análisis:

El área no cuenta con el material de protección en caso de accidente laboral y por falta de conocimiento no utilizan medios de protección para sus actividades laborales en el área de esterilización ya que son implementos útiles para prevenir a futuros los accidentes, evidenciado por la encuesta realizada donde se comprueba que el 56% no posee medios de protección.

6. ¿Eliminación periódica de manchas o residuos de sustancias peligrosas o contaminantes en el área de esterilización?

CATEGORÍA	# USUARIOS	%
Si	3	33
No	6	67
Total	9	100%

Elaborado por: Autores
Fuente: Encuesta

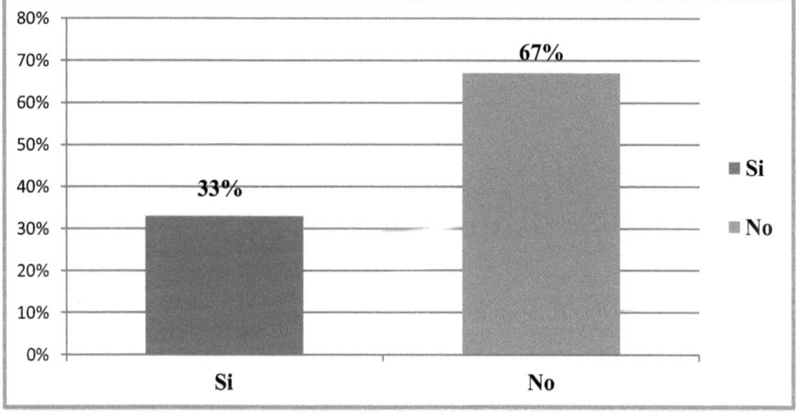

Elaborado por: Autores
Fuente: Encuesta.

Análisis:

Periódicamente no realizan la eliminación de los residuos contaminantes ya que el personal esta falta de capacitaciones para tener el conocimiento respectivo y así evitar las contaminaciones del mismo en el área de esterilización, agravando la problemática sobre los riesgos laborales eminentes para la integridad de cada persona del área antes señalada, a su vez se ve manifestado que el 67% del personal no realiza eliminación periódica.

7. ¿Accidentes con material corto punzante cortes y/o punciones?

CATEGORÍA	# USUARIOS	%
Si	4	44
No	5	56
Total	9	100%

Elaborado por: Autores
Fuente: Encuesta

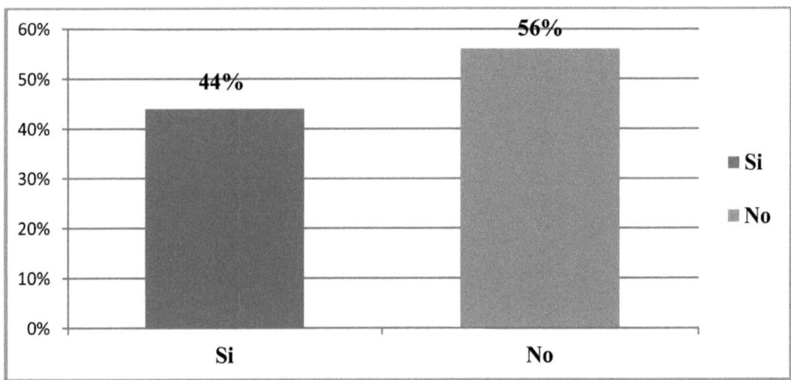

Elaborado por: Autores
Fuente: Encuesta.

Análisis:

Los indicadores asociados en el área de esterilización no se visualizan con total facilidad, para que el personal tenga el poder de desempeñar su labor con seguridad, al momento de realizar el conteo de los equipos y a su vez la envoltura para así evitar los errores a futuros. El accidente laboral se presenta en forma media en el personal de enfermería, el 44% del personal indican haber sufrido accidentes laborales que incluyen cortes y/o pinchazos. Debido a la falta de conocimientos sobre normas y estándares en el manejo de equipos e instrumentales en esterilización, teniendo el riesgo de accidentes laborales.

8. ¿Capacitación sobre el manejo de los equipos de esterilización y de su vida útil?

CATEGORÍA	# USUARIOS	%
Si	5	56
No	4	44
Total	9	100%

Elaborado por: Autores
Fuente: Encuesta

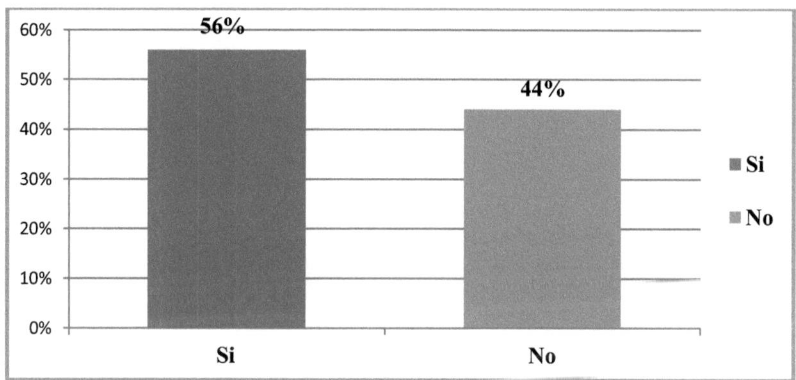

Elaborado por: Autores
Fuente: Encuesta.

Análisis:

En el área de esterilización el personal ha recibido respectivamente sus capacitaciones sobre el manejo del equipo autoclaves y esterilizadores por parte de los proveedores ya que estos instrumentos son de mucho cuidado para así evitar los riesgos laborales en dicha área, haciendo notorio la concientización del personal para evitar el riesgo laboral en el área antes mencionada.

9. ¿Conocimiento de las instrucciones de actuación del personal de enfermería en un accidente con material biológico, químico u otros?

CATEGORÍA	# USUARIOS	%
Si	3	33
No	6	67
Total	9	100%

Elaborado por: Autores
Fuente: Encuesta

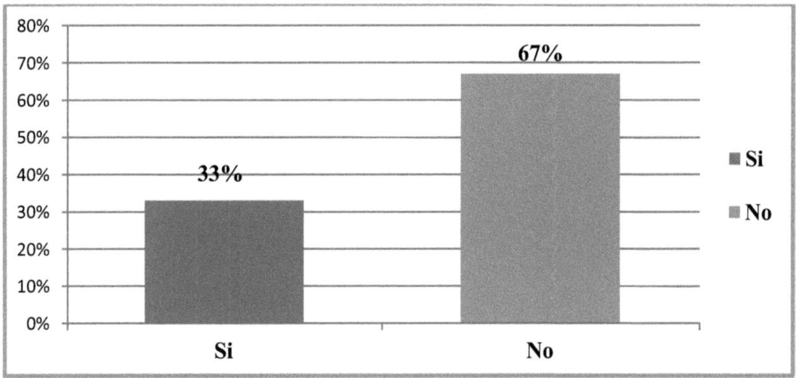

Elaborado por: Autores
Fuente: Encuesta.

Análisis:

Es importante saber el desconocimiento que tiene el personal de enfermería sobre el procedimiento de actuación frente a accidente con material biológicos, químicos u otros, el 67% de las enfermeras indica no conocer sobre el procedimiento de actuación que deben tener en caso de sufrir este tipo de accidentes.

10. ¿Existencia de conflictos entre el personal de enfermería del área de esterilización?

CATEGORÍA	# USUARIOS	%
Si	3	33
No	6	67
Total	9	100%

Elaborado por: Autores
Fuente: Encuesta

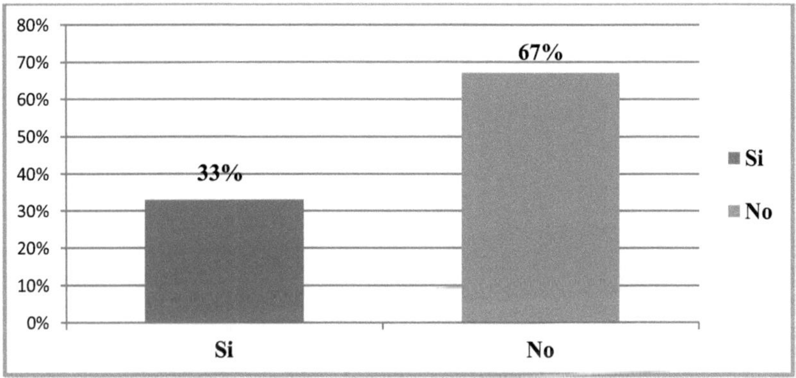

Elaborado por: Autores
Fuente: Encuesta.

Análisis:

En el personal de Enfermería del área de esterilización no existe conflicto, manifestado en un 67%, siendo un personal que no está capacitado para evitar los riesgos laborales, pero trabajan en equipo para realizar una mejora en dicha área, bajo el desconocimiento de algunos factores que pueden incidir en accidentes laborales.

11. ¿Existencia en la Unidad Hospitalaria de un plan de intervención para evitar los riesgos laborales en el área de esterilización?

CATEGORÍA	# USUARIOS	%
Si	1	11
No	8	89
Total	9	100%

Elaborado por: Autores
Fuente: Encuesta

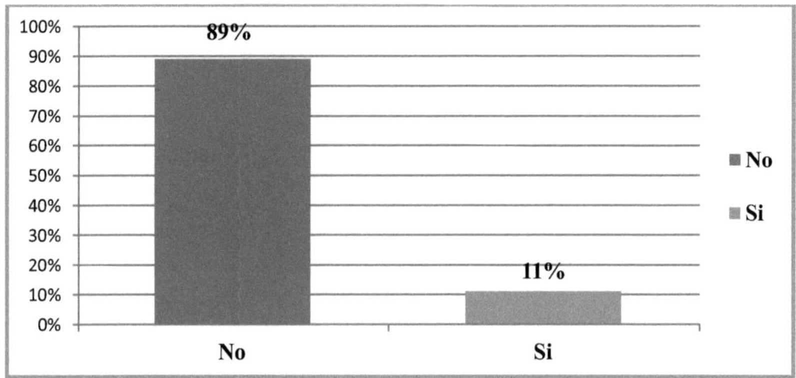

Elaborado por: Autores
Fuente: Encuesta.

Análisis:

Con todo lo expuesto y analizado anteriormente es evidente que no exista en la unidad de Salud un plan de intervención para evitar los riesgos laborales, debido a la falta de gestión en el mejoramiento del área y en la ejecución de estrategias para identificar los factores, las mismas que deben ser socializadas. Además insistir en capacitaciones sobre el manejo de equipos e instrumentos, para con conocimiento tomar las decisiones correspondientes.

Riesgo laboral en la Institución de Salud.

El Hospital General Dr. Liborio Panchana Sotomayor, en el área de esterilización consta de 9 enfermeras con un horario rotativo, donde existe la problemática de la falta de conocimiento para evitar los riesgos laborales, donde el personal tiene años laborando en dicha área, donde se ha podido identificar lo siguiente:

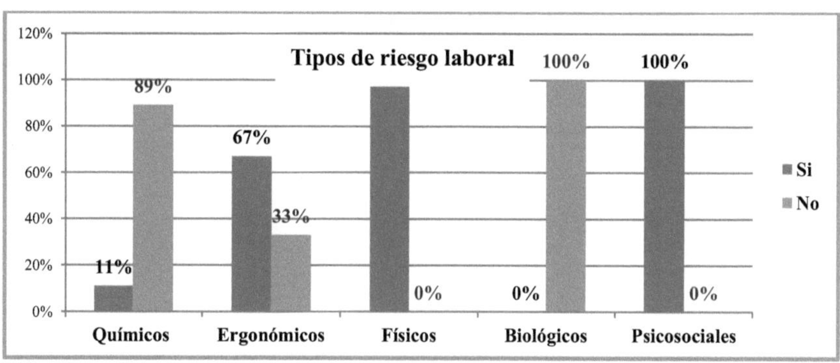

Elaborado por: Autores
Fuente: Encuesta.

Análisis:

De las nueve (9) enfermeras que laboran en el área de esterilización al menos una ha sufrido un accidente con un **químico** (antiséptico), por manipulación debido al desconocimiento y concientización del uso de medios de protección.

Entre los riesgos **ergonómicos,** seis (6) enfermeras han manifestado dolores y molestias debido a las movilizaciones frecuentes y rápidas en las transportaciones del material a esterilizar o esterilizado, **físicos** (todas han sufrido al menos una quemadura superficial en el manejo de instrumental), en riesgos **psicosociales** las nueve (9) enfermeras manifiestan la falta de organización y de un plan de intervención en lo que concierne a capacitaciones frecuentes para mejorar el nivel de conocimiento en el manejo del área de esterilización. En riesgos biológicos ninguna de las enfermeras lo ha presentado hasta el momento.

Interpretación de los resultados.-

Del universo encuestado (personal de enfermería), se obtuvo información que indica que el problema sus causas y efectos son existentes así como la posible solución un plan de intervención para evitar el riesgo laboral en el área de esterilización en el Hospital General Dr. Liborio Panchana Sotomayor, Cantón Santa Elena, Provincia Santa Elena, para evitar el riesgo y los accidentes laborales en el área de esterilización. De esta manera se expresa que la investigación es evidente y se confirma la idea a defender.

2.4. VALIDACIÓN O VERIFICACIÓN DE LA IDEA A DEFENDER.

Se valida con los resultados de las siguientes preguntas: de la pregunta una de la encuesta realizada donde se evidencia que se no se posee un manual de procedimientos de protocolos de prevención de riesgos laborales en el área de esterilización, de la pregunta dos de la encuesta realizada se evidencia la falta de un comité de calidad y prevención de riesgos laborales siendo necesario la realización de un plan de capacitaciones en el área antes mencionada, de la pregunta tres de la encuesta realizada se evidencia que desconocen o no tienen claro cuáles son los factores de riesgos laborales de mayor frecuencia que problematizan y hacen necesario un plan de capacitación en riesgos laborales, de la pregunta once de la encuesta realizada se evidencia la inexistencia de un plan de intervención para evitar los riesgos laborales en el área de esterilización del Hospital Dr. Liborio Panchana Sotomayor.

2.5. PROPUESTA DEL INVESTIGADOR: MODELO, SISTEMA, METODOLOGIA, PROCEDIMIENTO, ENTRE OTROS, QUE REALICE EL INVESTIGADOR.

Con base a la teoría de autores en normas de bioseguridad y riesgo laboral se propone un: Plan de Intervención para evitar el riesgo laboral en el área de esterilización en el Hospital General Dr. Liborio Panchana Sotomayor, cantón Santa Elena, Provincia Santa Elena.

2.6.   Conclusiones parciales del capítulo.

✓ La investigación de campo sustentó el problema, mediante la aplicación de las encuestas dirigida a las enfermeras del área de esterilización del Hospital General Dr. Liborio Panchana Sotomayor cuya información lograda valdrá para el desarrollo de la propuesta.

✓ La generalidad de las enfermeras coinciden en que en el Hospital no existen procesos para la gestión de destrezas y habilidades para evitar el riesgo laboral en el área de esterilización.

✓ Se pudo identificar que existen factores como la no eliminación periódica de residuos o medios de protección para evitar el riesgo laboral, ya que se lo ha venido haciendo de manera empírica y cotidiana debido a la falta de capacitación, concientización y de un manual de procedimientos y protocolos de prevención de riesgos laborales en esterilización.

✓ Con los resultados de las encuesta se verificó la idea a defender, ya que es necesario de un plan de intervención para evitar los accidentes laborales del personal de enfermería que labora en el Hospital General, mediante la ejecución de capacitaciones en riesgo laboral.

CAPITULO III.- PROPUESTA Y VALIDACIÒN

3.1. Propuesta.

PLAN DE INTERVENCIÓN PARA EVITAR EL RIESGO LABORAL EN EL ÁREA DE ESTERILIZACIÓN EN EL HOSPITAL GENERAL DR. LIBORIO PANCHANA SOTOMAYOR, CANTÓN SANTA ELENA, PROVINCIA SANTA ELENA.

3.1.1. Ubicación de la propuesta.

La presente propuesta está ubicada en la Provincia de Santa Elena, cantón Santa Elena, sector urbano localizado en la vía a Guayaquil, frente al cementerio general del cantón, la Unidad de Salud es de segundo nivel atención de salud, el servicio de nuestra investigación es el área de esterilización del Hospital General Dr. Liborio Panchana Sotomayor.

3.1.2. Duración de la propuesta.

La propuesta a realizar tiene una duración de ejecución de seis meses.

3.1.3. Antecedentes de la propuesta.

Los riesgos laborales en el área de esterilización tienen como objetivo identificar que pueden producirse con el personal de Salud, determinar los efectos negativos que ocasionan estos riesgos, realizar un plan de medidas encaminado a prevenirlos, así como que sirva a la vez de herramienta para unificar criterios de prevención.

La gran mayoría de los accidentes de trabajo son evitables, especialmente los graves y mortales; la siniestralidad laboral no es la consecuencia de una maldición bíblica ni un tributo insoslayable del trabajo, los accidentes son el resultado de la consecuencia de la inexistencia de prácticas preventivas que en su naturaleza son conocibles y aplicables.

El Hospital General Dr. Liborio Panchana Sotomayor, es la unidad de mayor complejidad de la red de servicios de salud de la Provincia de Santa Elena, regida por políticas y normas dictaminadas por el Ministerio de Salud Pública del Ecuador, con capacitación continua, cabe resaltar que dichas capacitaciones deben ser priorizadas a áreas de mayor riesgo laboral, como lo es la Central de Esterilización la misma que cuenta con nueve enfermeras.

La central de esterilización en el Hospital General de Santa Elena, es considerado como el corazón del hospital. Los Riesgos Laborales que existen en el área de Esterilización comprende todos los procedimientos físicos, mecánicos, biológicos y preferentemente químicos, que se emplean para destruir gérmenes patógenos la cual se ejecutan maniobras críticas (instrumental u objeto que se introducen directamente al torrente sanguíneo, ej.: instrumental quirúrgico, implantes etc.) y semi críticas (Que están en contacto con mucosas intactas del paciente, ej.: tubos endotraqueales), ya que el personal corre el peligro de sufrir intoxicaciones, quemaduras, irritación ocular, problemas pulmonares, cansancio visual, caídas, alergias, cortes, incendios, manipulación constante de material contaminado, iluminaciones, ruidos, fallas de equipos, calor, descargas eléctricas, gases esterilizantes, levantamiento de equipos instrumentales pesados.

El personal que labora en dicha área no tiene conocimiento sobre la existencia de un plan de intervención para evitar los accidentes laborales, porque el espacio administrativo no le ha prestado atención a dicha área para tener un personal altamente capacitado y fijo, no existe las debidas señaléticas para diferenciar las áreas contaminadas y estériles, no se les realiza capacitaciones frecuentes para su conocimiento, ya que laboran solo personal Auxiliar y no cuentan con un personal profesional a su cargo, donde se realice las supervisiones continuas para las tomas de decisiones para impedir accidentes laborales en la central de esterilización.

La cual dicho personal no identifica los riesgos laborales a su salud que pueden producirle en el área de esterilización, se debe determinar los efectos negativos que para la salud ocasionan estos riesgos, se debe realizar un plan de intervención encaminados a prevenirlos a la vez como herramientas que se deben adoptar a las normas y recomendaciones de seguridad para que el personal obtenga las protecciones correspondiente.

Es parte de todo proceso gerencial administrativo las supervisiones y monitoreo, indicadores de calidad para realizar el análisis de los peligros existentes para evitar los riesgos laborales a lo que está expuesto el personal que labora en el área de esterilización del Hospital General

Dr. Liborio Panchana Sotomayor, ya que no se posee un Plan de Intervención de riesgos laborales.

3.1.4. Justificación de la propuesta.

En toda institución de salud se debe avalar como gestión el amparo del recurso humano en lo concerniente a los riesgos en su andanza laboral según el área de su desarrollo.

Podemos determinar qué riesgo laboral son los peligros existentes en nuestra tarea laboral o en nuestro propio entorno o lugar de trabajo, que puede provocar accidentes o cualquier tipo de siniestros que, a su vez, sean factores que puedan provocarnos heridas, daños físicos o psicológicos, traumatismos, etc.

Con esta referencia consideramos ejecutar como propuesta alternativa de solución un Plan de intervención para evitar el riesgo laboral en el área de esterilización en el Hospital General Dr. Liborio Panchana Sotomayor, Cantón Santa Elena, provincia Santa Elena.

Con el fin de disminuir el riesgo laboral en el área de esterilización en la población objeto de estudio. Se pretende buscar estrategias para evitar los accidentes laborales bajo un plan de intervención que beneficien la salud integral de los empleados.

3.1.5. Beneficiarios de la propuesta.

Directos: Enfermeras del área de esterilización del Hospital

Indirectos: Equipo de Salud de la institución de salud.

3.1.6. Viabilidad técnica.

La Organización Mundial de la Salud manifiesta que el pilar de la práctica de la bioseguridad es la evaluación del riesgo. Aunque existen muchas herramientas para ayudar a evaluar el riesgo que comporta un procedimiento o un experimento determinado, el componente más importante es el juicio profesional. Las evaluaciones del riesgo deben ser efectuadas por las personas que mejor conozcan las características propias de los organismos con los que se va a trabajar, el equipo y los procedimientos que van a emplearse con el objetivo de disminuir los riesgos posibles en el ámbito laboral. (OMS, 2023)

El Proyecto de investigación reúne características, condiciones técnicas y operativas que aseguran el cumplimiento de sus metas y objetivos.

El proceso de un programa de Capacitación complementa las acciones propuestas y refuerza los componentes descritos para evitar los accidentes laborales en el área de esterilización.

Como un complemento adicional de la capacitación, a efecto de multiplicar los beneficiarios, se ha estructurado el mecanismo de prevención para evitar los accidentes laborales en el área de esterilización del Hospital General Dr. Liborio Panchana Sotomayor, Cantón Santa Elena, Provincia Santa Elena.

La Prevención de los Riesgos Laborales es una prioridad en cualquier actividad laboral. Además de ser una obligación legal, moral y social del empleador, requiere del compromiso y la participación activa de todos los integrantes de la institución de salud.

El pilar de la práctica de la seguridad laboral es la evaluación del riesgo, que debe ser efectuada por personas que mejor conozcan las características propias de la institución, el equipo y los procedimientos que van a emplearse. Terminada la evaluación, deben ser revisadas periódicamente y cada vez que sea necesario, con el afán de evitar los accidentes laborales en el área de esterilización.

3.1.7. Objetivos de la propuesta.

3.1.7.1. Objetivo general de la propuesta.

Evitar los riegos laborales en el área de esterilización en el Hospital General Dr. Liborio Panchana Sotomayor, cantón Santa Elena, Provincia de Santa Elena.

3.1.7.2. Objetivos específicos de la propuesta.

- Elaborar un diseño y sistematización de un plan de intervención mediante capacitación.
- Confeccionar un plan de salud laboral y prevención de riesgos
- Obtener un proceso de verificación bajo programación para evitar riesgos laborales.
- Realizar un cronograma de socialización de la capacitación en riesgos y medidas de prevención laboral.

3.1.8. MATRIZ DE MARCO LÓGICO. (Tabla N° 13)

MARCO LÓGICO

	METAS	INDICADOR	MEDIO DE VERIFICACION	SUPUESTOS
FIN	Contribuir a evitar los riesgos laborales en el área de esterilización del Hospital General Dr. Liborio Panchana Sotomayor, Cantón Santa Elena, Provincia Santa Elena.	Aumentar el conocimiento del personal que labora en el área de esterilización a un 75%.	Utilización de indicadores de calidad	Decisión personal para el cambio
PROPOSITO	Plan de Intervención para evitar el riesgo laboral en el área de esterilización en el Hospital General Dr. Liborio Panchana Sotomayor, Cantón Santa Elena, Provincia Santa Elena.	Reducir los casos de accidentes laborales en un 75% en el personal que labora en el área de esterilización.	Evaluación de desempeño	Reformas institucionales del sector se mantengan, no catástrofes
COMPONENTES	1. Diseño y sistematización de un plan de intervención mediante capacitación. 2. Plan de salud laboral y prevención de riesgos: Protocolos de atención y aplicación de indicadores de gestión y calidad.	El 100% de los usuarios internos (enfermeras), de la central de esterilización aplicando los procedimientos estandarizados en el plan de intervención	Evaluación de desempeño	Procesos administrativos financieros
ACTIVIDADES	1. Capacitación al talento humano en riesgos laborales.			

2. Capacitación en medidas de prevención laboral
3. Socialización de protocolos de atención al usuario y aplicación de indicadores de gestión y calidad

Elaborado por: Autores

3.1.9. Desarrollo de la propuesta.

3.1.9.1. Diseño y sistematización de un plan de intervención mediante capacitación.

El diseño y sistematización de un plan de intervención mediante la capacitación es importante, ya que el Hospital General Dr. Liborio Panchana Sotomayor cuenta dentro de su organismo estructural con la Unidad Docente, en consecuencia, se gestionará ante la dirección de capacitación y docencia un plan de intervención para evitar los riesgos laborales en el área de esterilización, el mismo que tendrá como objetivo obtener personal altamente capacitado en los procesos de esterilización, que sea capaz de integrar equipos multidisciplinarios, con el fin de garantizar:

La calidad microbiológica de los dispositivos e instrumentos biomédicos, aptos para su uso y seguridad para el personal, que desarrolla las tareas de esterilización, disminuyendo los riesgos laborales.

Capacitación.

La capacitación es un proceso educacional a corto plazo aplicado de manera sistemático y organizado, mediante el cual las personas aprenden conocimientos específicos y relativos al trabajo, actitudes frente a aspectos de la organización de la tarea y del ambiente y desarrollo de habilidades.

El contenido de la capacitación puede involucrar cuatro tipos de cambio de comportamiento:

Transmisión de informaciones.

Desarrollo y habilidades.

Desarrollo o modificación de actitudes.

Desarrollo de conceptos.

Por ende proporcionar los elementos teóricos y prácticos para que los profesionales de la salud y no profesionales, se desempeñen con eficiencia en su área de labor institucional.

Su importancia radica en el propósito de contribuir con una herramienta básica para el personal que circula en el área de esterilización, donde se debe dar el cumplimiento de una alta calidad en conocimientos para evitar los riesgos laborales proponiendo un modelo de capacitación y desarrollo continuo de aprendizaje en evitar los accidentes laborales en el área de esterilización.

Se pretende que con la implementación del diseño y sistematización de un plan de capacitación se amplíe el grado de conocimientos de las enfermeras y demás personal, mejorando el nivel de conocimiento e incrementando así el prestigio de la institución.

3.1.9.2. Plan de salud laboral y prevención de riesgos.

Para que el funcionamiento del área de esterilización, sea el adecuado, es necesario que el personal sea capaz de observar los manuales de funcionamiento y los estándares de desempeño, los mismos que deben establecer en sus contenidos desde los principios básicos hasta los procedimientos más avanzados y actualizados.

Se tiene como objetivo aportar al Hospital General Dr. Liborio Panchana Sotomayor un instrumento que sirva de guía para sistematizar el proceso de un plan de salud laboral y prevención de riesgos y fortalecer el desarrollo profesional en el campo laboral.

Plan de salud laboral y prevención de riesgos es de gran importancia considerando la aplicación de un modelo de capacitación y desarrollo a través de la elaboración de planes específicos de acción que lleven una secuencia lógica y oportuna de cada una de las fases del proceso de capacitación.

Radica en la elaboración de un diagnóstico de necesidades de capacitación y desarrollo relacionado en los riesgos laborales de la institución, el establecimiento de objetivos, políticas programas y un estimado del presupuesto con el fin de satisfacer dichas necesidades y mejorar el nivel de desempeño del personal.

Políticas.

Las instituciones cuentan con políticas que conducen en forma adecuada hacia el logro de los objetivos generales de la organización o institución de salud, asimismo es preciso determinar aquellas que guían hacia los propósitos de la capacitación y desarrollo del profesional. Dentro de ellas se mencionan:

Constituir en forma permanente un programa de capacitación y desarrollo.

Formar parte en el desarrollo profesional del personal de enfermería mediante capacitaciones de alta calidad.

Incluir activamente las áreas que intervienen en el proceso de enseñanza para la prevención de los riesgos laborales.

Analizar el financiamiento requerido para las capacitaciones cuando sea necesario.

Evaluar tenazmente si se están transmitiendo al personal de enfermería y otros los conocimientos adquiridos en las capacitaciones.

Protocolos de atención y aplicación de indicadores de gestión y calidad.

Cabe resaltar que el área de esterilización es la parte operativa de mayor importancia, dentro del sistema o conjunto de procedimientos científicos, destinados a preservar de gérmenes o microbios los equipos, instrumentos, materiales, insumos, o las instalaciones de un hospital, se debe considerar como potencialmente infectantes, por lo que se deben tomar las precauciones suficientes para prevenir que ocurra los riesgos laborales en el personal de salud.

Como objetivo general se puede determinar en Sistematizar, asesorar, conducir y controlar la gestión del cuidado y prevención de accidentes laborales, brindando protocolos e indicadores de gestión de calidad en forma integral en el área de esterilización en los diferentes niveles de vigilancia con enfoque en la atención primaria en salud integral, procurando que esta sea con calidad, calidez, oportuna y libre de riesgo.

Parte importante de los problemas de la gestión de calidad pueden ser anticipados, adoptando medidas antes de que éstos ocurran. Este debiera ser el enfoque que privilegie el establecimiento. El primer paso en ese sentido, es proveer a la institución de salud de todos los requisitos estructurales básicos que los sistemas de calidad necesitan para operar, y ejecutar los procesos de evaluación en las distintas áreas en especial en la de esterilización para evitar los riesgos laborales en el personal que ahí circula.

Todas las actividades descritas en el área de esterilización del Hospital deben contar con un responsable y funciones asignadas formalmente por la institución. La asignación de funciones y responsabilidades puede encontrarse incluida en los respectivos manuales de procedimientos o protocolos que regulan la actividad, o constar por separado en documentos independientes que la institución determine.

Se debe implementar estructuras organizativas donde debe referirse a la existencia de estructuras o modelos de organización específicos, por ejemplo: un comité, o un sistema de esterilización centralizado, deben constar por escrito en documento institucional. Verificar que las estructuras posean los atributos necesarios, por ejemplo, cn cuanto a la profesión o grado de formación de los integrantes de la estructura (en el caso del comité de control de riesgos laborales), o a las funciones que deben desempeñar.

Las actividades de apreciación consisten, por lo general, en mediciones sistemáticas, periódicas, del cumplimiento de una práctica en el área de esterilización, comparada con un estándar de referencia. El estándar es la norma interna, protocolo o manual de procedimientos institucional del Hospital, que indica el "cómo" se deben llevar a cabo dichas prácticas.

El cumplimiento de la práctica se puede verificar mediante revisión de fichas, registros informáticos, actividades de supervisión u otros. Los resultados se expresan la mayoría de las veces como proporción de cumplimiento del estándar (por ejemplo, % de casos en que se aplicó el procedimiento en la forma prevista en prevención de accidentes laborales). Otras variantes de actividades de evaluación incluyen auditorías frente a eventos adversos, encuestas y evaluaciones de índole cualitativa.

En general podemos analizar que los indicadores de calidad pueden definirse como "parámetros medibles, definidos en forma explícita, que se refieren a las estructuras, procesos o resultados de la atención, y que se juzgan vinculados a la calidad de la misma". Sus objetivos principales son: documentar la calidad de los procesos en el área de esterilización, y evaluar su tendencia, documentar resultados, y compararlos con patrones de referencia o evaluar su tendencia para evitar los riesgos laborales.

3.1.9.3. Proceso de verificación bajo programación para evitar riesgos laborales.

Siendo el propósito general, impulsar la eficacia de la central de esterilización, la capacitación para contribuir a elevar el nivel de conocimiento y por lo tanto la eficiencia del talento humano en la prevención de accidentes laborales y mejorar la integración de los equipos de trabajo.

En la falta de conocimiento, se refiere a la falta de conciencia sobre la existencia de la recomendación dada por la institución. Muchos profesionales de la salud simplemente no aplican procedimientos porque desconocen que existe una norma, protocolo o manual institucional al respecto, o porque no se han dado el tiempo de revisarlo.

Además podemos determinar la evaluación del proceso de capacitación, al finalizar un evento de capacitación y desarrollo se debe verificar el nivel de aprendizaje del personal de enfermería y otras personas participantes con el fin de realimentar sus conocimientos y evaluar el desempeño, para ello se utilizan instrumentos de evaluación, asimismo obtener información relacionada con el costo-beneficio de la capacitación y registrar la asistencia de personal en capacitación. Es indispensable darle seguimiento a la capacitación realizando acciones que verifiquen que se lleven a la práctica los conocimientos adquiridos con el objetivo general de evitar los riesgos laborales en el área de esterilización en la Institución.

3.1.9.4. Cronograma de socialización de la capacitación en riesgos y medidas de prevención laboral.

Se debe socializar y difundir un plan de capacitación para evitar los riesgos laborales en el área de esterilización para concienciar la participación del personal de salud (enfermeras), así como de los usuarios y beneficiarios externos.

Ante lo expuesto se debe informar y capacitar, sobre los derechos y obligaciones laborales, enfermedades profesionales y riesgos biológicos, que pueden producirse en el área de esterilización, por lo tanto establecer los principios básicos de actuación para prevenir riesgos de accidentes y enfermedades ocupacionales, proteger la salud del personal de salud, ubicarlos y mantenerlos en una ocupación acorde con sus condiciones fisiológicas y psicológicas.

Aplicar en forma periódica programas de capacitación continuo, para la protección de los usuarios internos del área de esterilización.

Vale resaltar que el equipo de salud que labora en un establecimiento hospitalario de segundo nivel de atención, se encuentra expuesto a innumerables riesgos, capaces de provocar alteraciones o patologías laborales, los servicios de esterilización no son una excepción para la ocurrencia de riesgos laborales. Por el contrario, podemos manifestar que constituye un lugar de trabajo que conlleva un alto riesgo laboral, los mismos que pueden ser de distinta naturaleza, siendo las más comunes: los físicos, químicos, biológicos, ergonómicos.

La capacitación, comunicación y reglamentación interna como primordiales estrategias para prevenir los riesgos laborales, y la aplicación de actividades de uso de barreras físicas y químicas, manejo adecuado de desechos y su universalidad, mantener una relación directa con el equipo de salud para identificar rápidamente factores ambientales (humedad, vapor, calor), que afecten los límites normales de confort.

Capacitar al personal sobre las posturas adecuadas para el trabajo y los movimientos naturales que se deben aplicar al trasladar cargas, levantar pesos, etc. Teniendo presente el uso de ayudas tales como movilización o equipos mecánicos adecuados, para evitar la fatiga y los trastornos musculo esqueléticos.

Establecer una rotación de las actividades entre el personal para evitar monotonía laboral.

El plan también comprende, la evaluación de los riesgos, las medidas de protección, plan de emergencias, así como medidas de actualización. Para prevenir los riesgos laborales, el área de esterilización deberá cumplir las normativas vigentes de la dirección de riesgos de trabajo.

La supervisión directa de la unidad, con presencia física de la misma mediante expertos en el tema, realizando el control directo del área de esterilización, relativos a la higiene como a la seguridad del equipo de salud que labora en el área de esterilización.

Teniendo como objetivo primordial políticas de gestión para evitar los riesgos laborales en el área de esterilización, para efectos de incorporar una actitud preventiva por parte del personal de enfermería que labora en el Hospital desarrollándose continuamente planes de intervención bajo programación y socialización efectiva.

3.1.9.5. Cronograma de implementación de la propuesta. (Tabla N° 13)

ACTIVIDADES	AÑO 2015						RESPONSABLE
	ABRIL	MAYO	JUNIO	JULIO	AGOSTO	SEPTIEMBRE	
Diseño y sistematización de un plan de intervención mediante capacitación	X	X					
Plan de salud laboral y prevención de riesgos: Protocolos de atención y aplicación de indicadores de gestión y calidad.	X	X					Director Hospital General Dr. Liborio Panchana Sotomayor
Cronograma de socialización de la capacitación en riesgos y medidas de prevención laboral.		X	X	X	X		
Verificación: programación para evitar riesgos laborales.						X	
Elaborado por: Autores							

3.1.9.6. Plan de intervención. (Tabla N° 14)

Conocimiento de los riesgos laborales en el personal de enfermería que labora en el área de esterilización del Hospital General Dr. Liborio Panchana Sotomayor

Objetivo: Contribuir al mejoramiento del entorno laboral del personal de enfermería en el área de esterilización del H.G.L.P.S., a través de la sensibilización y concientización de las autoridades y personal sobre los mismos y como disminuir y/o prevenirlos.

PROBLEMA	ACCIONES	RESPONSABLE	TIEMPO	OBSERVACIÓN
Insuficiente conocimiento de las Autoridades institucionales y personal de enfermería respecto a riesgos laborales.	Traspaso del documento de investigación elaborado a fin de sensibilizar a las autoridades y mandos superiores sobre riesgos laborales a los que se expone el personal de enfermería en el área de esterilización.	Autoridades del hospital	20 horas	Seminario taller
	Diseñar e implementar plan de capacitación sobre riesgos laborales en el área de esterilización. Realizar plan de capacitación y concientización sobre riesgos laborales en el área de esterilización.			
Alto índice de riesgos laborales ergonómicos, físicos y psicosociales.	Diseñar e implementar normas de procedimientos frente a riesgos laborales ergonómicos, físicos y psicosociales. • Precauciones universales • Uso de elementos de protección.	Director/Gerente de la Institución		
Elaborado por: Autores				

3.1.9.7. Evento educativo de capacitación sobre riesgos laborales dirigido al personal de enfermería que labora en el área de esterilización del Hospital General Dr. Liborio Panchana Sotomayor (Tabla N° 15)

Competencia: Desarrollar en el personal de enfermería conocimientos y destrezas que le permitan orientar de un instrumento teórico-práctico frente a los varios riesgos que se generan en el área de esterilización del H.G.L.P.S   **Horas:** 20 Horas

COMPETENCIAS ESPECÍFICAS	TEMAS	METODOLOGÍA	CRITERIO DE EVALUACIÓN	APOYO LOGISTICO
Tendencia crítica y analítica en la aplicación de normas y procedimientos para la prevención de riesgos laborales.	Riesgo Definición Fundamentos de salud-laboral Salud Enfermedad Relación salud – trabajo. Riesgos: Biológico Químico Ergonómico Físico Psicosociales. Accidente, enfermedad ocupacional, normativa legal	Desarrollo: Bienvenida Evaluación de conocimiento. Exposición didáctica del expositor con apoyo del personal de enfermería, lluvia de ideas Sesión de preguntas y respuestas para aclarar dudas de los participantes Final: Taller en grupo Aprendizaje basado en problema	Aplica procedimientos de labores seguro: 1.-Precauciones modelo 2.- Manejo de material corto punzante y de temperatura 3.- Colocación y uso adecuado de elementos de protección personal. 4.- Aplicación correcta de procedimientos en caso de accidentes	Sala de eventos. Proyector de imágenes. Pizarra acrílica. Hoja de anotaciones. Lápices. Marcadores.
Elaborado por: Autores				

3.1.9.8. Presupuesto total. (Tabla N° 16)

PROPUESTA	AÑO 2024
Diseño y sistematización de un plan de capacitación.	$ 700,00
Plan de salud laboral y prevención de riesgos: Protocolos de atención y aplicación de indicadores de gestión y calidad.	$ 870,00
Cronograma de socialización de la capacitación en riesgos y medidas de prevención laboral.	$ 50,00
Verificación: programación para evitar riesgos laborales.	$ 50,00
Coffee break.	$ 150,00
TOTAL:	$ 1.820,00
Elaborado por: Autores	

3.2. VALIDACIÓN DE LA PROPUESTA.

Como estructura de trabajo de investigación por vía expertos se ha considerado al Dr. Manuel San Martín Abarca, con habilidades técnicas en gestión administrativa y hospitalaria asistencial y atención primaria en salud, para la validación de la propuesta siendo esta viable y factible.

3.3. Conclusiones parciales del capítulo.

Propuesto el Plan de intervención para evitar los riegos laborales en el área de esterilización, se llegó a las siguientes conclusiones:

Los riesgos laborales en el área de esterilización tienen como objetivo identificar que pueden producirse con el personal de Salud, determinar los efectos negativos que ocasionan estos riesgos, realizar un plan de medidas encaminado a prevenirlos, así como que sirva a la vez de herramienta para unificar criterios de prevención.

Se ha definido como objetivo general, evitar los riegos laborales en el área de esterilización en el Hospital General Dr. Liborio Panchana Sotomayor, cantón Santa Elena, Provincia de Santa Elena.

Teniendo como propósito un Plan de Intervención para evitar el riesgo laboral en el área de esterilización en el Hospital General Dr. Liborio Panchana Sotomayor, Cantón Santa Elena, Provincia Santa Elena.y a su vez lograr como fin a Contribuir a evitar los riesgos laborales en el área de esterilización del Hospital General Dr. Liborio Panchana Sotomayor, Cantón Santa Elena, Provincia Santa Elena.

Las cuales se utilizaron los siguientes componentes:

1. Diseño y sistematización de un plan de intervención mediante capacitación, 2. Plan de salud laboral y prevención de riesgos, 3. Cronograma de socialización de la capacitación en riesgos y medidas de prevención laboral, 4. Verificación: programación para evitar riesgos laborales.

Donde se desarrollaron como actividades a las siguientes: Capacitación al talento humano en riesgos laborales, capacitación en medidas de prevención laboral y aplicación de indicadores de gestión y calidad.

CONCLUSIONES GENERALES.

Una vez realizada la investigación al área de esterilización del Hospital General Dr. Liborio Panchana Sotomayor, de acuerdo a líneas de investigación y siguiendo las indicaciones del manual de investigaciones actual, podemos concluir que:

Mediante la indagación realizada se pudo identificar que el personal de enfermería están brindando una atención sin conocimientos en el manejo del área de esterilización para evitar los accidentes laborales prevenibles, debido a la inexperiencia por falta de capacitaciones en actualización de sapiencias en riesgos.

El personal de enfermería desconoce y posee debilidades en la identificación de factores, además de la no utilización de estrategias fundamentales, debido a la falta de formación para actuar en el área de esterilización, todos estos determinantes han provocado que incidan en evitar los riesgos laborales en el Hospital.

La inexactitud de un plan de intervención que permita gestionar estrategias de riesgos laborales, para evitar los accidentes, ha afectado directamente al bienestar del personal que labora en el área de esterilización y por ende incide en la salud preventiva de todo el personal de la institución.

RECOMENDACIONES.

Luego de realizar las conclusiones generales de la investigación se recomienda:

- A la Institución de salud estudiar y aceptar la propuesta de un Plan de Intervención para evitar los riesgos laborales en el área de esterilización, considerando las estrategias básicas de prevención, promoción y socialización de accidentes laborales, dando cumplimiento a los objetivos planteados.

- A la altura de gestión, realizar análisis y supervisiones periódicas de riesgos laborales para la toma de decisiones a tiempo, con el fin de garantizar la integridad del equipo de salud.

- Capacitación a todo el equipo de salud sobre la importancia de evitar los riesgos laborales y su incidencia en la integridad física del personal de salud.

- Se debe socializar y difundir un plan de intervención mediante capacitación para evitar los riesgos laborales en el área de esterilización para concienciar la participación del personal de salud (enfermeras), así como de los usuarios y beneficiarios externos.

BIBLIOGRAFÍA.

Aguilar, E. (2021). Proceso de control y Mejoramiento de Salud Pública. Quito, Ecuador.

Ambriz Tapia, A. (2018). El proyecto de Intervención. Proyectos de Intervención. Diplomado en Gestión Urbana.

Benenson, A. (2006). Manual para el Control de las Enfermedades Transmisibles en el Hombre. Washington: Publicación Científica N° 564.

Castro, S. A. (2017). Unidad Periferica de Prevención de Riesgos Laborales. España.

Comunidad Andina, C. (2005). Resolución 957 Reglamento del instrumento Andino de seguridad y salud en el trabajo.

Constituyente, A. (2008). Constitución de la República del Ecuador. Alfaro.

Cortes, J. (2007). Tecnicas de prevencion de riesgos laborales, seguridad e higiene en el trabajo. Madrid, España: Tébar.

Escuela de Ingenieria Biomédica, E. S. (2017). Manual de Seguridad Hospitalaria.

Facultad Ciencias Mèdicas, U. d. (2021).

Ferlie, E. (2017). The new public management in action. Oxford: Oxford University Press.

Fernandez, S. (2012). Bajas Coberturas. La Tercera.

Fierro, M. (2021). Factores de riesgos en la Central de Esterilización Hospitalaria. Latacunga.

Fuster Ruiz, M. (2008). Diseño de proyectos de intervención. Mexico.

Ignacio, U. S. (2020). Clasificación de Riesgos Laborales. Bogotá.

MAIS-FCI 2018. (s.f.). Manual del Modelo de Atención Integral de Salud, Familiar, Comunitario e Intercultural. Quito Ecuador.

Ministerio Salud Publica, C. (2020).

Ministerio Salud Pública, E. (2022). Manual de Normas Técnicos - Administrativos. Quito.

Molina, G. (2009). Tendencia en la gestión de los servicios de salud. Facultad Nacional de Salud Pública, 73.

MSP. (2022). Manejo de los desechos infecciosos de la red de servicios de salud del Ecuador. Quito.

NATURA, F. (2003). Seguridad y Salud Ocupacional. Quito.

NIOSH. (2007). Riesgo Laboral en Esterilización. Publicación N° 2000-108.

OMS. (2023). Manual de Bioseguridad (3era edición). Mexico.

OPS. (2022). Salud y Seguridad de los trabajadores del Sector Salud. Washington, DC.

Patón Jesús, M. (2021). Guia Básica de riesgos laborales especificos en el sector sanitario. Federacion Sanidad y sectores.

Patón, J. M. (2021). Guia básica de riesgos Laborales.

Rodriguez, M. (2015). Central de Esterilización. La Habana Cuba.

Román, A. (2012). Conceptos y definiciones básicas de la gestión clínica. Revista Biomédica.

Ruiz, C. (2010). Organizaciòn Mundial Salud/Organizaciòn Panamericana Salud.

Salud Pública, M. (2018). Manual de Normas y Procedimientos. Quito.

Velasco, L. (2018). Pracicas Preventivas. Quito.

ANEXOS.

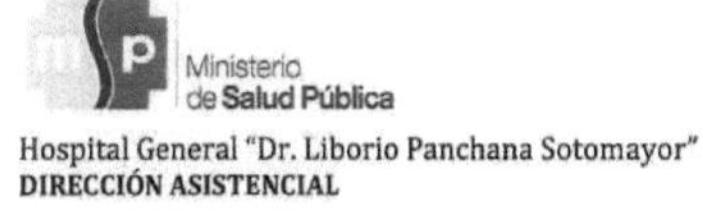
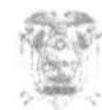

Hospital General "Dr. Liborio Panchana Sotomayor"
DIRECCIÓN ASISTENCIAL

Santa Elena, 04 de febrero del 2015

CERTIFICADO

QUE EL SUSCRITO DIRECTOR MÉDICO ASISTENCIAL DEL HOSPITAL GENERAL "DR. LIBORIO PANCHANA SOTOMAYOR" CERTIFICA:

Que la señorita licenciada **SAAVEDRA ALVARADO ELSIE ANTONIETA** con C.I. 1204481608 realizó como estructura de trabajo de investigación, previo a la obtención del título de Magíster en Gerencia de Servicios de Salud de la Universidad Regional Autónoma de los Andes, extensión Santo Domingo, con el tema: **PLAN DE INTERVENCIÓN PARA EVITAR EL RIESGO LABORAL EN EL ÁREA DE ESTERILIZACIÓN EN EL HOSPITAL GENERAL "DR. LIBORIO PANCHANA SOTOMAYOR, CANTÓN SANTA ELENA, PROVINCIA SANTA ELENA.**

La misma que doy fe a la validación de la propuesta siendo esta viable y factible para la Institución de Salud.

Autorizo a la interesada a hacer uso del que estime conveniente al presente documento.

Es todo lo que puede certificar en honor a la verdad.

Atentamente,

Dr. Miguel San Martín Abarca
DIRECTOR MÉDICO ASISTENCIAL HGLPS
C.c.   Archivo.-

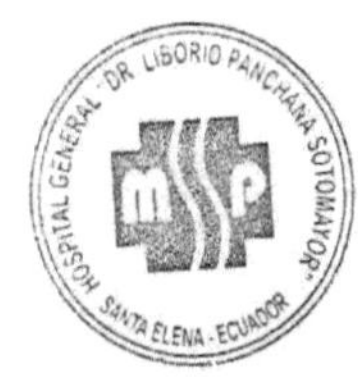

		SUMILLA
ELABORADO:	Ninfa Rengifo M.	Ninfa Rengifo n.
REVISADO:	Dr. Miguel San Martín	
APROBADO:	Abarca	

ANEXOS N° 2

ENCUESTA AL PERSONAL DE ENFERMERÍA

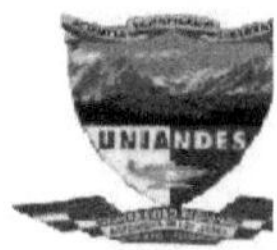

UNIVERSIDAD REGIONAL AUTONOMA DE LOS ANDES
EXTENSION SANTO DOMINGO
UNIDAD DE POSTGRADO
MAESTRIA EN GERENCIA DE SERVICIOS DE SALUD

SELECCIONE EL CASILLERO CORRECTO CON UNA X

1. ¿Conocimiento de un Manual de Procedimientos-Protocolos de prevención de riesgos laborales en esterilización?

Si

No

2. ¿Existencia en la Unidad Hospitalaria de un comité de calidad y prevención riesgos laborales en esterilización?

Si

No

3. ¿Identificación de los factores de riesgo laborales en el área de esterilización?

Químicos

Ergonómicos

Físicos

Biológicos

Psicosociales

4. ¿Sistemas o vías de circulación en el área de esterilización están bien iluminadas?

Si
No

5. ¿Existencia de materiales y medios de protección para el resguardo en caso de accidentes en el área de esterilización?

Si

No

6. **¿Eliminación periódica de manchas o residuos de sustancias peligrosas o contaminantes en el área de esterilización?**

Si

No

7. ¿Accidentes con material corto punzante cortes y/o punciones?

Si

No

8. ¿Capacitación sobre el manejo de los equipos de esterilización y de su vida útil?

Si

No

9. ¿Conocimiento de las instrucciones de actuación del personal de enfermería en un accidente con material biológico, químico u otros?

Si

No

10. ¿Existencia de conflictos entre el personal de enfermería del área de esterilización?

Si

No

11. ¿Existencia en la Unidad Hospitalaria de un plan de intervención para evitar los riesgos laborales en el área de esterilización?

Si

No

Elaborado por: Autores

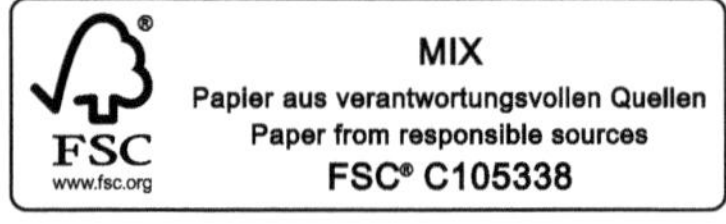

Printed by Books on Demand GmbH, Norderstedt / Germany